suhrkamp taschenbuch 4164

W0290379

Noch heute ist man der Ansicht, schwerkranke Kinder und Jugendliche vor dem Wissen um ihre Krankheit oder ihren bevorstehenden Tod schützen zu müssen. Die Folgen dieser »Rücksichtnahme«, dieser oft hilflosen Täuschungsversuche von Ärzten und Eltern, sind allerdings erschütternd: Der Kontakt zu den jungen Patienten bricht ab, sie ziehen sich in sich selbst zurück und sterben einsam. Obwohl sie ohnehin wissen, wie es um sie steht, weil sie die Zeichen zu deuten verstehen, werden sie allzu oft mit diesem Wissen allein gelassen.

Dietrich Niethammer, einer der renommiertesten deutschen Kinderärzte unserer Zeit, plädiert daher mit Verstand und Leidenschaft dafür, kranke Kinder ernst zu nehmen, ihnen die Wahrheit über ihren Zustand nicht zu verschweigen, und bietet damit einen Ausweg aus der Sprachlosigkeit zwischen sterbenden Kindern, Ärzten und Angehörigen.

Dietrich Niethammer

Wenn ein Kind schwer krank ist

Über den Umgang mit der Wahrheit

Suhrkamp

medizinHuman
Herausgegeben von Dr. Bernd Hontschik
Band 11

Originalausgabe
suhrkamp taschenbuch 4164
Erste Auflage 2010
© Suhrkamp Verlag Berlin 2010
Suhrkamp Taschenbuch Verlag
Alle Rechte vorbehalten, insbesondere das der Übersetzung, des öffentlichen Vortrags sowie der Übertragung durch Rundfunk und Fernsehen, auch einzelner Teile. Kein Teil des Werkes darf in irgendeiner Form (durch Fotografie, Mikrofilm oder andere Verfahren) ohne schriftliche Genehmigung des Verlages reproduziert oder unter Verwendung elektronischer Systeme verarbeitet, vervielfältigt oder verbreitet werden.
Satz: Satz-Offizin Hümmer, Waldbüttelbrunn
Druck: Druckhaus Nomos, Sinzheim
Printed in Germany
Umschlag: Göllner, Michels, Zegarzewski
ISBN 978-3-518-46164-8

1 2 3 4 5 6 – 15 14 13 12 11 10

Wenn ein Kind schwer krank ist

Die Aufgabe des Arztes ist es,
manchmal zu heilen,
häufig zu lindern
und immer zu trösten.

(Altes Arztgelöbnis)

Inhaltsverzeichnis

Vorbemerkung des Herausgebers

Ein Arzt wird nicht lange nachdenken müssen, wenn man ihn fragt, was Anfang und Ende und gleichzeitig das Zentrum der Heilkunst sei: Es ist die Arzt-Patient-Beziehung. Diese Beziehung kann nicht gleichberechtigt sein, Arzt und Patient begegnen sich nicht auf einer Augenhöhe. Der eine Mensch ist in Not, der andere Mensch hilft – wenn möglich – mit seinen Fähigkeiten und Fertigkeiten dieser Not ab. Die Beherrschung von Technik und Apparaten bleibt wirkungslos ohne eine tragfähige, vertrauensvolle Arzt-Patient-Beziehung: Eine heikle, eine schwierige Beziehung.

Um wie viel schwieriger aber wird dieses Verhältnis erst, wenn der Patient ein Kind ist. Es konstituiert sich unmittelbar eine komplexe Mehrpersonen-Beziehung. Höchste kommunikative Kompetenz ist gefragt.

Hier nun spielt der Umgang mit der Wahrheit, mit den Ergebnissen der Diagnostik, mit den Erfahrungswerten von Behandlungsergebnis und Prognose eine zentrale Rolle. Noch meine ersten chirurgischen Lehrer lehnten es vor 30 Jahren strikt ab, Patienten über eine todbringende Diagnose ins Bild zu setzen: »Man darf niemandem die Hoffnung nehmen!« Das hat sich inzwischen zwar weitgehend gewandelt, dennoch ist man bis heute überwiegend der Ansicht, schwerkranke Kinder und Jugendliche vor dem Wissen um ihre Krankheit oder gar ihren bevorstehenden Tod schützen zu müssen. Als Folge dieser oft hilflosen Täuschungsversuche von Ärzten und Eltern bricht der Kontakt zu den jungen Patienten ab, sie ziehen sich in sich selbst zurück und leiden und sterben einsam.

Dietrich Niethammer weiß, wovon er spricht – und

schreibt. Er ist nicht nur einer der renommiertesten Kinderärzte unserer Zeit. Er hat bereits vor über 30 Jahren am Aufbau der Kinderonkologie der Universitätsklinik Ulm mitgearbeitet – ein Novum zu jener Zeit. 1975 hat er eine der beiden ersten Knochenmarkstransplantationen bei einem Kind mit Aplastischer Anämie durchgeführt. Er ist diesen schwerkranken Kindern treu geblieben bis zu seiner Emeritierung 2005, nach 20 Jahren Kinderheilkunde an der Universitätsklinik Tübingen. Und daher kennt er den Ausweg aus der Sprachlosigkeit zwischen sterbenden Kindern, Ärzten und Angehörigen: Kranke Kinder ernst nehmen, ihnen die Wahrheit über ihren Zustand nicht verschweigen und damit Beziehung erst wieder möglich machen – nicht bloß zwischen Arzt und Patient, sondern zwischen dem Patienten und dessen ganzer sozialer Welt.

Im Januar 2010
Bernd Hontschik

Vorwort

In den sechziger und siebziger Jahren des letzten Jahrhunderts, als ich Medizin studierte und meine klinische Ausbildung zum Kinderarzt begann, galt das Dogma, dass Kinder weder über ihre Krankheit nachdenken noch über Sterben und Tod. Diese Vorstellung beruhte auf Aussagen, die Sigmund Freud Anfang des 20. Jahrhunderts gemacht hatte (Freud 1972) und die seitdem nicht grundsätzlich infrage gestellt worden waren. Schon als Student hegte ich erste Zweifel an der Richtigkeit dieser Vorstellung, und diese Zweifel mehrten sich, als ich dann wenig später meine ersten Erfahrungen im Umgang mit schwerkranken Kindern und Jugendlichen machte. Ein 14-jähriges Mädchen öffnete mir bald die Augen, und ich erkannte: Kinder – zumindest solche mit schweren Erkrankungen – denken sehr wohl über ihre Krankheit und deren Folgen für sie nach, wozu auch das Sterben und der Tod gehören.

Daraufhin begann ich, mich intensiv mit diesem Problem zu beschäftigen und mit meinen Mitarbeitern Konzepte für die Betreuung schwerkranker Kinder zu entwickeln. In vielen Gesprächen habe ich über die Jahre von Kindern und Jugendlichen gelernt, was sie beschäftigt und wie sie denken. Ich habe in Vorlesungen, Seminaren und Vorträgen versucht, mein Wissen weiterzugeben, vor allem mit dem Ziel, eine neue Generation von Ärzten und Kinderschwestern auf den richtigen Umgang mit schwerkranken und sterbenden Kindern und Jugendlichen vorzubereiten. Leider blieb mir neben dem Klinikalltag nie die Zeit, dieses wichtige Thema in umfassenderer Weise aufzuarbeiten. Immer wieder habe ich mich gefragt, warum sich

Freuds Vorstellung von der kindlichen Inkompetenz im Umgang mit Krankheit und Tod so lange und hartnäckig halten konnte, bzw. wann und warum ein tiefgreifender Wandel einsetzte, in dessen Folge Kindern und Jugendlichen schließlich doch eine erstaunliche intellektuelle Fähigkeit zugesprochen wurde.

Nach Abschluss meiner beruflichen Tätigkeit hatte ich das große Glück, ein knappes Jahr als Fellow am Wissenschaftskolleg zu Berlin verbringen zu dürfen. In dieser außerordentlich stimulierenden Umgebung begann ich mit dem Projekt eines aus zwei Teilen bestehenden Buches. Im ersten Teil wollte ich mithilfe einer Literaturrecherche die historische Entwicklung des Wandlungsprozesses im 20. Jahrhundert beschreiben, der dazu geführt hat, dass heute ein offener Dialog mit den Patienten geführt wird. In einem zweiten Teil wollte ich dann meine Erfahrungen im Alltag mit kranken Kindern und Jugendlichen darstellen und aufzeigen, wie man mit den spezifischen Problemen umgeht. Ich wollte aber auch deutlich machen, dass junge Ärzte und Kinderschwestern die natürliche Angst vor kranken Kindern verlieren, wenn sie verstehen, was wirklich in ihren Patienten vorgeht und wie man ihnen in ihrer Not beisteht. Im Laufe der Zeit bemerkte ich jedoch, dass ein solches Projekt für ein Buch viel zu umfangreich wurde und dass es sich eigentlich um zwei getrennte Fragestellungen handelt, deren Aufarbeitung nicht unbedingt zwischen dieselben Buchdeckel gehört. Auch der Kreis möglicher Leser ist unterschiedlich. So lege ich hier nun den zweiten Teil dieses Projektes vor, der sich ganz direkt mit den Kindern und Jugendlichen befasst. Im ersten Kapitel werde ich kurz die historische Entwicklung dieser Debatte um einen offenen Umgang mit schwerkranken Kindern und Jugendlichen darstellen. Das komplette Material ist inzwischen an anderer Stelle erschienen (Niethammer 2008). Dann aber werden die Kinder und Jugendlichen selbst zu Wort kommen, und ich hoffe, dass sich auf diese Weise ihr Denken und Wissen den Leserinnen und Lesern leicht erschließt. Die wörtlich zitierten Aussagen und Gespräche am Ende des Buches hat mir der amerikanische Kinderarzt Ed Forman zur Verfügung gestellt. Während die Geschichten, die ich zur Untermauerung meiner Aussagen in den übrigen Kapiteln verwende, rein aus der Erinnerung erzählt sind, handelt es sich hierbei um dokumentierte Gespräche von Betroffenen, die belegen, was diese jungen Menschen, die sterben mussten, gedacht und gefühlt haben.

In diesem Buch geht es mir vor allem darum, allen Menschen, die mit schwerkranken Kindern und Jugendlichen zu tun haben, zu vermitteln, dass das Gebot, nicht zu lügen, eine ganz entscheidende Rolle spielt, will man den Problemen und Nöten der Patienten gerecht werden. Der ehrliche Dialog mit den Kindern muss am ersten Tag beginnen und darf erst mit dem Ende des Betreuungsverhältnisses oder dem Tod aufhören. Ich hoffe, dass dieses Buch zum besseren Verständnis dessen beiträgt, was schwerkranke Kinder und Jugendliche denken und wie sie mit ihrer Erkrankung umgehen. Und ich wünsche mir, dass es Eltern und Betreuern hilft, sie in ihren Sorgen und Nöten besser zu verstehen und ihnen damit besser beistehen zu können. Es gibt keinen Grund, vor kranken Kindern Angst zu haben; allerdings muss man bereit sein, zu lernen und sich auf sie einzulassen. Dann wird man erleben, dass man sehr viel mehr bekommt, als man jemals geben kann.

So richtet sich dieses Buch an alle Menschen, die schwerkranke Kinder betreuen und begleiten, an Eltern und Großeltern, an Lehrer, Erzieher, Psychologen und Seelsorger, aber auch an Medizinstudenten, Pflegekräfte und junge Ärzte in der Hoffnung, dass die Lektüre ihnen bei der oft schwierigen Aufgabe der Betreuung kranker Kinder helfen kann.

Ich habe vielen Menschen zu danken, die am Zustandekommen dieses Buches direkt oder indirekt beteiligt waren. In erster Linie gilt mein Dank meiner Frau Dietlinde Niethammer, die mir seit Beginn unserer Ehe vor über 40 Jahren eine ständige Gesprächspartnerin für all die Themen war, die sich im Umgang mit schwerkranken Kindern und Jugendlichen ergaben. Auch meine gelegentliche Verzweiflung über deren Schicksal hat sie immer mitgetragen. Erwähnen möchte ich zudem meine Mitarbeiterinnen und Mitarbeiter in Tübingen (Ärzte, Kinderschwestern, Erzieherinnen, Psychologen und Sozialpädagogen, Lehrer, Pfarrer und alle anderen Mitglieder des Teams), die mir über mehr als ein Vierteljahrhundert auf dem Weg mit den kranken Kindern willig – wenn auch nicht immer ohne lebhafte Diskussionen – gefolgt sind. Danken möchte ich auch meinem Freund, dem Theologen und Medizinethiker Prof. Dr. D. Dietrich Rössler, mit dem ich viele intensive Gespräche über das Thema und auch über das ärztliche Handeln geführt habe, sowie Edwin N. Forman, Professor für Kinderonkologie an der Brown University in Providence, USA, der mir durch intensiven Austausch über unsere fast identischen Betreuungskonzepte zum Freund geworden ist. Er hat mich bei der Planung dieses Buches tatkräftig unterstützt und mir außerdem Transkripte und Videos über Gespräche mit Kindern und Jugendlichen, die wussten, dass sie sterben mussten, zur Verfügung gestellt. Der Leser wird am Ende des Buches einige sehr aufschlussreiche Beispiele daraus finden.

Bedanken möchte ich mich auch bei der deutschen Bundesregierung und dem Land Berlin, die Träger des Wissenschaftskollegs, wo ich die wunderbare Gelegenheit hatte, mich diesem Projekt zu widmen. Die Bibliothekarinnen haben mir mit großer Hilfsbereitschaft und Schnelligkeit eine umfangreiche Literatur besorgt, und alle Mitarbeiter des Kollegs waren ständig um unser Wohlergehen bemüht, indem sie die Misslichkeiten des Alltags so weit wie möglich von uns fern hielten. Zehn Monate lang war ich in einer herrlichen Umgebung in Berlin eingebunden in eine Gruppe von mehr als 40 Wissenschaftlern aus aller Welt, mit der Möglichkeit zu kontinuierlichem Gedankenaustausch, wobei sich immer wieder neue intellektuelle Sphären auftaten. Besonders danken möchte ich einigen Fellows, die mir in vielen Gesprächen geholfen haben, meine Ideen klarer zu durchdenken und darzulegen. Das gilt ganz besonders für den Internisten und Medizinsoziologen Robert A. Aronowitz aus Philadelphia, mit dem der intensive Dialog auch nach Beendigung unserer gemeinsamen Zeit in Berlin nicht abgerissen ist, und auch für das Historikerehepaar Carla Hesse und Thomas Laqueur aus Berkeley sowie für den Theologen Ingolf Dalferth aus Zürich.

Mein besonderer Dank gilt Bernd Hontschik, dem Herausgeber der Reihe medizinHuman und Vorstandsmitglied der Uexküll-Akademie für Integrierte Medizin, der mich zu diesem Buch ermutigte und mir die Freude machte, es in die Reihe aufzunehmen. Bereits bei unseren ersten Begegnungen erkannte ich, dass wir dieselben Vorstellungen vom ärztlichen Handeln haben, wie sie auch Thure von Uexküll gelebt hat. Danken möchte ich auch meiner Lektorin, Frau Birgit Albrecht, und Frau Katja Bendels vom Suhrkamp Verlag, die meinem noch recht amorphen Manuskript im intensiven Dialog mit mir erst die richtige Struktur gegeben haben.

Mein Dank gilt natürlich auch den vielen kranken Kindern und Jugendlichen, die mir anvertraut wurden und von denen ich in intensiven Begegnungen viel gelernt habe. Ihnen möchte ich dieses Buch widmen: Sie haben trotz aller Trauer über Misserfolge und endgültige Abschiede ganz wesentlich dazu beigetragen, dass ich ein schönes und erfülltes Berufsleben hatte, weil sie mir unendlich viel Zuneigung geschenkt haben. Obwohl es mir völlig fern lag, meine Lebenserinnerungen zu schreiben, enthält dieses Buch viele autobiographische Aspekte, denn was ich hier schildere, sind nun einmal sehr persönliche Erinnerungen an junge Menschen, die um ihr Leben kämpften und sich dabei mit mir – wohlwollend, wie auch kritisch – auseinandersetzten.

1. Einleitung. Wie mir die Kinder die Augen öffneten

Die Betreuung und Behandlung von schwerkranken Kindern und Jugendlichen ist eine komplexe Aufgabe, die heute nur noch in gemeinsamer Anstrengung von einem Team kompetenter Mitarbeiter aus verschiedenen Berufsgruppen zu leisten ist. Den Ärztinnen und Ärzten kommt jedoch in diesem Konzept weiterhin eine führende Rolle zu. Als ich 1971 die Facharztausbildung in der Kinderheilkunde begann, gab es derartige Teams nicht, ebenso wenig wie viele der Spezialgebiete in der Kinder- und Jugendmedizin. Die Kinderonkologie – also die Behandlung krebskranker Kinder und Jugendlicher – wurde an den meisten Kliniken durch Oberärzte betrieben, die noch weitere Aufgaben hatten, allgemein anerkannte Konzepte zur Behandlung existierten noch nicht. Die Kinder wurden damals nicht über die Natur ihrer Erkrankung und die Möglichkeit eines tödlichen Ausgangs aufgeklärt, weil man grundsätzlich der Auffassung war, dass Kinder nicht über ihre Krankheit oder gar den Tod nachdenken. Das sollte sich erst gegen Ende des 20. Jahrhunderts ändern.

Am Anfang, noch in meiner Zeit als Medizinstudent, stand die Geschichte eines Kindes, die mich stärker geprägt hat, als ich das damals begreifen konnte, und die mich nie mehr losgelassen hat. Diese Geschichte ist damals sicher kein Einzelfall gewesen, sondern spiegelt vielmehr die Situation zu dieser Zeit wider:

> Jutta war ein zwölfjähriges Mädchen, deren ganzer Körper vom Tumor durchsetzt war. Sie war schon so schwach, dass sie nicht mehr aufstehen konnte, ihr Körper war

zum Skelett abgemagert, und sie verweigerte jede Nahrung. Nur ihre großen dunklen Augen schienen noch zu leben, die sie auf jeden der Eintretenden richtete, um dann rasch an ihm vorbei ins Leere zu sehen, wenn der Besuch das Wort an sie richtete. Jutta sprach mit niemandem mehr, nicht mit den Ärzten, nicht mit den Schwestern und auch nicht mit den Eltern, wenn diese zweimal in der Woche zur Besuchszeit kamen und verzweifelt versuchten, Heiterkeit zu verbreiten. Für uns alle war das Zimmer Nr. 3 unerträglich. Wir gingen nur hinein, wenn unsere Pflichten es verlangten, und verließen es dann fluchtartig wieder. Unsere Worte blieben uns immer öfter im Hals stecken. Eines Morgens war Jutta gestorben, ohne dass jemand bei ihr gewesen war, die Nachtschwester hatte sie bei ihrem Rundgang tot im Bett gefunden. Ich war erleichtert über ihren Tod und schämte mich gleichzeitig für dieses Gefühl. Jutta war bereits im Schutz der Nacht von der Station weggebracht worden, und wir sprachen nicht mehr über sie, so als ob es sie nie gegeben hätte.

Einige Jahre später, bei einer Veranstaltung im Rahmen des Tübinger Studiums Generale mit dem Titel »Menschenwürdig sterben« (1974), bei der der katholische Theologe Hans Küng und der Rhetoriker Walter Jens ein Plädoyer für die Einführung der aktiven Sterbehilfe hielten (vgl. Jens u. Küng 1995), erzählte ich Juttas Geschichte, um deutlich zu machen, dass die menschenunwürdigen Umstände ihres Sterbens auch durch eine Spritze nicht hätten verhindert werden können. Denn es ist das Alleingelassenwerden, welches das Sterben menschenunwürdig macht.

Nach Juttas Tod war ich mir ziemlich sicher, dass da etwas völlig falsch gelaufen war. In meinen Augen war es gänzlich inakzeptabel, einen Menschen im Sterben allein zu lassen. In der Ausbildung zum Arzt jedoch war dies damals kein Thema gewesen, denn es hätte bedeutet, Jutta über ihren wahren Zustand zu informieren, was zu dieser Zeit außer Frage stand – und es sollte noch lange dauern, bis sich daran wenigstens ansatzweise etwas änderte. Auch ich selbst hatte fast ein ganzes Jahrzehnt benötigt, um die grundsätzliche Problematik dieses paternalistischen Konzepts im Umgang mit Patienten zu begreifen. Und auch hier öffnete mir wieder ein Kind die Augen:

Es war 1973 oder 1974, als wir Regina aufnahmen, ein zwölfjähriges Kind, das an einer akuten Leukämie erkrankt war. Sie war ein fröhliches Mädchen und fühlte sich eigentlich nicht krank. Die Chemotherapie war damals nicht sehr eingreifend, oft war Haarausfall die einzige schwere Nebenwirkung der Therapie, was hier aber nicht verharmlost werden soll, da das Ausfallen der Haare vor allem für Mädchen eine große seelische Belastung ist. Nach der ersten Behandlung ging Regina gut gelaunt nach Hause, zur nächsten jedoch kam sie völlig verändert. Sie war verschlossen, sprach nur das Nötigste und war meist in tiefes Grübeln versunken. Zaghafte Versuche, mit ihr ins Gespräch zu kommen, um zu erfahren, was sie offensichtlich so sehr bedrückte, scheiterten kläglich. Schließlich fragte ich die Eltern bei ihrem nächsten Besuch, ob denn mit Regina zu Hause etwas Besonderes vorgefallen sei. Sie verneinten dies, berichteten aber, dass auch sie durch die unerklärliche Veränderung in Reginas Verhalten sehr beunruhigt waren.

Schließlich konnte ich es nicht mehr ertragen und bat Regina in mein Zimmer. Damit brach ich ein Tabu, denn damals gehörte es sich nicht für einen jungen Arzt, mit einem Mädchen allein im Zimmer zu sein. Mein zweiter Tabubruch war aber weitaus schwerwiegender: Regina saß mit gesenktem Blick vor mir, sodass ich das Gespräch eröffnen musste und sie also ganz direkt fragte: »Weißt du eigentlich, was du hast?« Ich erinnere mich bis heute, welches Herzklopfen ich dabei hatte, schließlich wusste ich ja nicht, wie es weitergehen würde. Plötzlich hatte ich das Gefühl, mir etwas Schlimmes eingebrockt zu haben. Regina sah mich nun direkt an und war offensichtlich überrascht. »Ja«, sagte sie dann ohne großes Zögern. »Also, was hast du?«, musste ich jetzt weiterfragen. Ich glaube nicht, dass mir diese Frage sehr flott über die Lippen kam, denn mir war bewusst, dass ich mich in eine extrem schwierige Situation manövriert hatte. Nie zuvor hatte ich ein solches Gespräch mit einem Kind geführt. »Ich habe eine akute lymphatische Leukämie«, gab sie ruhig zur Antwort. Plötzlich war mir die Ursache ihres veränderten Verhaltens klar, und ich fragte mich, ob ich wirklich weitermachen sollte. Aber nach diesem Anfang konnte ich nicht einfach wieder aufhören. Um Zeit zu gewinnen, fragte ich sie, woher sie das wisse. »Am ersten oder zweiten Tag wurde ich mit einer Schwester zum Röntgen geschickt, und als wir dort warten mussten, habe ich auf dem Zettel, den sie in der Hand hatte, meinen Namen und die Diagnose gelesen.« »Dann hast du zu Hause nachgeschlagen und gelesen, dass du sterben musst?« In den für Laien zugänglichen Medizinbüchern konnte man damals noch nichts von den Erfolgen der Behandlung lesen, die akute Leukämie wurde dort noch immer als absolut tödliche Erkrankung geführt. Die Antwort war wieder ein kurzes

> »Ja«. Jetzt wusste ich, wie ich weitermachen musste, und so führte ich zum ersten Mal mit einem Kind ein Aufklärungsgespräch über eine tödliche Erkrankung, dem im Laufe der Jahre noch viele folgen sollten. Ich verschwieg nicht, dass ihre Erkrankung in der Tat oft tödlich endet, sagte ihr aber, dass es neue Behandlungskonzepte mit einer echten Heilungschance gäbe. Es wurde ein langes Gespräch. Die Einzelheiten waren eigentlich nichts Besonderes, verblüffend war aber für mich, wie Regina herauszufinden versuchte, ob ich auch wirklich ehrlich war oder ob ich ihr nur etwas vormachte, um sie zu beruhigen. Der Durchbruch kam, als ich ihr versprach, auch dann offen mit ihr zu reden, wenn die Therapie nicht erfolgreich sein würde. Es war das erste Mal, dass ich einem Kind versprach, nicht zu lügen.
>
> Diesem Gespräch sollten noch viele folgen. Alle auf der Station bemerkten die eindrucksvolle Veränderung in Reginas Verhalten. Ich selbst brauchte allerdings noch einige Zeit, bis ich schließlich im kleinen Kreis erzählen konnte, was dazu geführt hatte.

Dass diese Geschichte ein Happy End hatte, möchte ich nicht verschweigen. Regina bereitete mir noch einmal heftige Kopfschmerzen, als sie relativ bald nach Beendigung der dreijährigen Therapie im Alter von 16 Jahren schwanger wurde und mir erklärte, dass sie heiraten und das Kind behalten wolle. Ich sollte ihr sagen, ob das möglich sei oder ob das Kind eventuell durch die Behandlung Schaden genommen hätte. Damals wusste man noch nicht, was wir inzwischen gelernt haben: Die Kinder ehemaliger Chemotherapie-Patientinnen haben keine vermehrten Fehlbildungen. Nachdem ich mit vielen Fachleuten im In- und Ausland telefoniert hatte, teilte ich ihr schließlich mit, sie solle ihr Kind bekommen, und erwartete mit einiger Besorgnis den Geburtstermin. Regina bekam ein gesundes Kind, dem noch zwei weitere folgen sollten. Dann verlor ich sie aus den Augen. Sie hat nie erfahren, welche Bedeutung die Begegnung mit ihr für mich hatte: Durch sie habe ich gelernt, dass unsere damaligen Vorstellungen vom Denken und Wissen der Kinder völlig falsch waren.

Viele Menschen – auch viele Medizinstudenten und Ärzte – haben mir im Laufe meines Berufslebens immer wieder zu verstehen gegeben, dass sie nicht nachempfinden können, wie man eine derartige Arbeit, wie sie dem Arzt in der Kinderonkologie oder bei der Betreuung anderer schwerkranker Kinder auferlegt wird, langfristig leisten kann oder will. Den Medizinstudenten macht die Vorstellung, später in ihrem Berufsleben vor eine derartige Aufgabe gestellt zu werden, offensichtlich große Angst. Ich habe manchmal darauf geantwortet, dass auch ich medizinische Gebiete kenne, in denen ich niemals arbeiten möchte, und dass manches von außen betrachtet ganz anders aussieht, als es in Wirklichkeit ist. Ich war sicherlich nicht der einzige Medizinstudent, der bei seinem ersten Aufenthalt im Operationssaal beim Zuschauen kollabiert wäre, hätte ihn nicht eine umsichtige OP-Schwester noch rechtzeitig vor die Tür geschickt. Aber wenig später, als ich dann aktiv am Geschehen beteiligt war, sah die Sache völlig anders aus. Trotzdem verstehe ich die Frage und gebe zu, dass auch mich immer wieder Beklommenheit befiel, wenn ich das Zimmer eines sterbenden Kindes betrat. An das Sterben anderer Menschen kann man sich nicht gewöhnen, aber man kann lernen, damit umzugehen.

Wenn man bereit ist, sich auf schwerkranke Menschen

einzulassen und einen ehrlichen Dialog mit ihnen zu führen, wird man feststellen, dass man sehr viel mehr zurückbekommt, als man selbst in den meisten Fällen investieren kann. Die Voraussetzung dafür ist allerdings, dass man sich immer darum bemüht zu verstehen, was in den kranken Menschen vorgeht. Und jeder, der dies einmal gelernt und schließlich verstanden hat, wird die Angst vor diesen Menschen verlieren, die im letzten Abschnitt ihres Lebens angekommen sind, einem Lebensabschnitt, in dem wir alle, die es mit kranken Menschen zu tun haben, vielleicht noch mehr gebraucht werden als bisher und der häufig voller intensiver Erfahrungen und Begegnungen ist – auch für die Betreuer.

Das eingangs des Buches zitierte Arztgelöbnis, dessen Wurzeln wahrscheinlich irgendwo im Mittelalter liegen und das ich mir vor vielen Jahren, als ich es als junger Arzt zum ersten Mal las, zur Leitlinie für meine Arbeit wählte, gilt heute noch genauso wie vor vielen Jahrhunderten. Natürlich können wir mittlerweile deutlich mehr Menschen heilen als vor 200 Jahren. Aber das ändert nichts daran, dass im Leben eines kranken Menschen eine Zeit kommt, in der er eventuell nur noch einer Linderung und vor allem der Tröstung bedarf. Für diese ärztlichen Tätigkeiten gibt es keine Abrechnungsnummer. Deshalb verlieren sie auch in unserem modernen Gesundheitssystem zunehmend an Wert. Das macht sie aber nicht minder wichtig, sondern zeigt nur, wohin unsere technikbesessene moderne Medizin, aber auch die gesamte Gesellschaft strebt. Ich möchte damit deutlich machen, dass es auch weiterhin notwendig ist, eine anthropologisch orientierte (also am Menschen ausgerichtete) Medizin im Sinne Viktor von Weizsäckers (1954) oder Richard Siebecks (1949) zu betreiben, wie diese sie im letzten Jahrhundert definiert haben. Nur so kann man meiner Meinung nach den Bedürfnissen eines kranken Menschen gerecht werden. Dass ich mit dieser Forderung nicht allein bin, belegt das Buch von Bernard Lown mit dem Titel *Die verlorene Kunst des Heilens. Anleitung zum Umdenken* (2002). In dieser lesenswerten Arbeit macht der weltberühmte Kardiologe und Erfinder der Elektrodefibrillation deutlich, dass die Heilkunst auf einer gelungenen Arzt-Patient-Beziehung beruht, die ebenso wichtig ist wie das Beherrschen moderner medizinischer Techniken. Und das gilt nicht nur für erwachsene Patienten, sondern nach meinem Dafürhalten ganz besonders auch für Kinder und Jugendliche.

2. Von sprachlosen Kindern, Eltern und Ärzten – Der lange Weg zum offenen Dialog

»Warum die krebskranken Kinder schweigen«, war der Titel einer Veröffentlichung, in der sich der Psychologe Georg Wolff (1978) erstmals in der deutschen Pädiatrie damit beschäftigte, was kranke Kinder wirklich wissen und worüber sie nachdenken – und warum sie häufig schweigen. Wie ich anhand der Geschichte der zwölfjährigen Regina beschrieben habe, hatte ich schon Mitte der siebziger Jahre eine Teilantwort auf diese Frage gefunden. Der Grund dafür, dass manche krebskranken Kinder am Ende ihres Lebens mit niemandem mehr redeten, manchmal nicht einmal mit ihren Eltern, lag in einer aus heutiger Sicht katastrophalen Vereinsamung, da man ihnen über viele Jahrzehnte jede Fähigkeit abgesprochen hatte, sich mit ihrer Krankheit, dem Sterben und dem Tod auseinanderzusetzen. Dieses Denken hat viele Generationen von Medizinstudenten und jungen Ärzten geprägt, mit fatalen Folgen für ihre zukünftigen Patienten.

Der französische Historiker Philippe Ariès schreibt in seinem Buch *Geschichte des Todes* (1980), dass es bis zum Beginn des 20. Jahrhunderts in der gesamten abendländischen Gesellschaft üblich war, mit dem Tod eines Menschen offen umzugehen, indem die Sterbenden bis zuletzt in den Alltag einbezogen wurden. Das Sterben fand in der Regel zu Hause statt, und zumindest die nächsten Angehörigen, auch die Kinder, waren zugegen, was Gelegenheit zu beiderseitigem Abschiednehmen gab. Zu diesem Vorgehen gehörte auch die Letzte Ölung. Bereits in der zweiten Hälfte des 19. Jahrhunderts begann jedoch ein Wandel, und es entwickelte sich das, was Ariès als »Beginn der Lüge« bezeichnet. Man begann, dem Schwerkranken etwas vorzuspielen, denn er sollte durch das Wissen um seinen Zustand nicht alarmiert werden. Auch praktizierende Katholiken gewöhnten sich an, den Priester erst dann zu holen, wenn der Sterbende keine Notiz mehr davon nehmen konnte, und so wurde die Letzte Ölung bald durch die Krankensalbung ersetzt, die erst dann stattfindet, wenn der Kranke nicht mehr bei Bewusstsein ist. In den zwanziger Jahren des 20. Jahrhunderts kam es dann zu einer Entwicklung, die Ariès als den »heimlichen Tod im Krankenhaus« bezeichnet: Das Zimmer des Sterbenden wurde für die Angehörigen zunehmend zu einem Raum, in dem man sich unbehaglich fühlte. Man verbannte ihn ins Krankenhaus, welches somit zu dem Ort wurde, an dem der Tod als unschickliches Ereignis vor der Öffentlichkeit verborgen ablief, zum Ort des einsamen Todes.

Auch Kinder und Jugendliche waren von dieser gesellschaftlichen Entwicklung betroffen. Während sie ursprünglich ganz mit einbezogen waren, wurde gegen Ende des 19. Jahrhunderts der Tod ihnen gegenüber immer mehr verklärt und bekam im 20. Jahrhundert auch für sie zunehmend einen heimlichen Charakter. Die Lüge hielt Einzug, und die Erwachsenen verstummten. Erst zu Beginn des 20. Jahrhunderts begann die Wissenschaft, sich zunehmend für das Denken der Kinder zu interessieren und sich zu fragen, welche Vorstellungen Kinder und Jugendliche vom Sterben und vom Tod haben. Auch Sigmund Freud beschäftigte sich 1900 in der *Traumdeutung* erstmals mit dieser Frage und beeinflusste mit seinen konzeptionellen Vorstellungen viele nachfolgende Wissenschaftler – Psychoanalytiker wie Entwicklungspsychologen – nachhaltig. Viele von ihnen haben bis in die zweite Hälfte des 20. Jahrhunderts seine Thesen als Leitlinien verwendet. Erst 1977 haben zwei Autoren dies gebrandmarkt und der unkritischen Übernahme von Freuds Ansichten einen erstickenden Effekt zugesprochen (Kastenbaum u. Costa).

Freud hat kleineren Kindern grundsätzlich jede Fähigkeit abgesprochen, sich mit dem Tod auseinanderzusetzen. In der *Traumdeutung* heißt es: »Das Kind weiß nichts von den Gräueln der Verwesung, vom Frieren im kalten Grab, vom Schrecken des endlosen Nichts, das der Erwachsene, wie alle Mythen vom Jenseits zeugen, in seiner Vorstellung so schlecht verträgt. Die Furcht vor dem Tod ist ihm fremd, darum spielt es mit dem grässlichen Wort. [...] Gestorben heißt für das Kind, welchem ja überdies die Szenen des Leidens vor dem Tode zu sehen erspart wird, soviel als ›fort sein‹, die Überlebenden nicht mehr stören. Es unterscheidet nicht, auf welche Art diese Abwesenheit zustande kommt, ob durch Verreisen, Entlassung, Entfremdung oder Tod« (Freud 1972).

Die Wortwahl Freuds ist sehr eindrucksvoll, spiegelt sie doch seine eigene große Furcht vor dem Tod wider. Aber es wird auch deutlich – und das ist viel wichtiger –, dass er dem Kind jede Todesfurcht, aber vor allem auch jedes Verständnis für den Tod abspricht. Diese Vorstellung war zweifellos erleichternd für die Erwachsenen, denn damit entfiel jede Notwendigkeit zur Auseinandersetzung mit dem Kind. Freuds Auffassung war, wie wir noch sehen werden, bestimmend für die Haltung der Kinderärzte bis ins letzte Viertel des 20. Jahrhunderts und wurde bis in die sechziger Jahre praktisch auch nicht infrage gestellt. Seine Auffassung von der Unfähigkeit des Kindes, zwischen verschiedenen Arten der Abwesenheit zu unterscheiden, zeigt, dass seiner Ansicht nach jüngere Kinder das, was Jean Piaget später als Objektpermanenz bezeichnet, noch nicht erworben haben. Diese Objektpermanenz ist jedoch notwendig, um zu verstehen, dass Fortsein nicht »für immer verschwinden« bedeutet. (Die Mutter, die aus dem Zimmer geht und nicht mehr zu sehen ist, lebt trotzdem noch.) Heute geht man davon aus, dass dieses Konzept im zweiten oder spätestens dritten Lebensjahr erworben wird.

Der Schweizer Entwicklungspsychologe Jean Piaget befasste sich ab 1920 intensiv mit der Entwicklung von Kindern und auch deren Todeskonzepten. Er entwarf ein Vier-Stufenmodell der kognitiven Entwicklung, in dem er postuliert, dass ein Kind die nächste Stufe nur nach Bewältigung der jeweils vorherigen angehen könne. Nach diesem Modell erreicht ein Kind erst mit zehn bis zwölf Jahren eine Stufe, auf der es allmählich beginnt, ähnliche Todeskonzepte zu entwickeln wie Erwachsene. Das junge Kind ist demnach unfähig, abstrakte Konzepte zu entwickeln und kann den Tod folglich nicht begreifen. Erst wenn seine kognitiven Strukturen formales, operatives Denken erlauben – und das geschieht nach Piaget erst zu Beginn der Pubertät –, beginnt sich der Mensch mit Tod und Sterben so auseinanderzusetzen, wie er es später als Erwachsener tut (Piaget 1978).

Bis in die zweite Hälfte des vergangenen Jahrhunderts zitierten Piagets Nachfolger bereitwillig dessen Theorien und versuchten, mit wissenschaftlichen Methoden ihre Richtigkeit zu belegen. Heute wissen wir, dass die hauptsächlich angewendete Methodik des Interviews zur Klärung derartiger Fragen nicht ausreicht und dass Piagets Erkenntnisbasis recht schmal war, untersuchte er doch überwiegend nur seine eigenen drei Kinder. Spätere Untersuchungen haben ebenfalls gezeigt, dass seine starre Stadien- und Stufeneinteilung eher kontraproduktiv ist. Zudem hat er sich – wie viele andere Untersucher auch – kaum mit kranken Kindern beschäftigt; es ging ihm primär um die Entwicklung von Konzepten bei gesunden Kindern.

In der Nachfolge Piagets gab es viele Versuche, Entwicklungsprozesse anhand des von ihm entworfenen Stufenmodells zu erklären. So beschreibt zum Beispiel Marjorie E. Mitchell (1966), dass kleinere Kinder durchaus über den Tod nachdenken können, trotz der Grenzen, die ihnen ihre kognitive Entwicklung setzt. Andere haben die Konzepte des Kindes, Tod und Leben zu verstehen, mit der Entwicklung des Verständnisses für die Seele verknüpft. In der Forschung gibt es nach dem Zweiten Weltkrieg immer häufiger Diskussionen über andere Faktoren, die die Entwicklung der kindlichen Todeskonzepte beeinflussen, sodass das Bild immer vielschichtiger wird. Zunehmend werden auch Subkonzepte untersucht und eine Reihenfolge ihrer Entwicklung versuchsweise angegeben und empirisch belegt. Als Beispiele dafür seien folgende genannt: Tod als Ende aller Funktionen, Unausweichlichkeit des Todes, Irreversibilität des Todes, Ursache des Todes und Universalität des Todes. Nicht immer sind sich die Untersucher über die Reihenfolge der Entwicklung dieser Subkonzepte einig.

Ende der 1980er, 75 Jahre nach den ersten Überlegungen Freuds, hatte sich dann ein Bild von den Todeskonzepten der gesunden Kinder entwickelt, das auf zahlreichen empirischen Daten beruhte und den Kindern eine größere eigenständige Denkleistung zuerkannte. Dabei ist das Bild aber nach wie vor nicht klar und eindeutig. Man ist sich relativ einig, dass der Tod zunächst als vorübergehend und umkehrbar verstanden wird und dass erst später die Vorstellungen von einem zum Leben gehörigen biologischen universalen Prozess entstehen, der mit dem Ende der Körperfunktionen verbunden ist. Über das Alter, in dem sich dies vollzieht, herrscht immer noch kein Konsens. Es wird aber anerkannt, dass es früher geschieht, als Piaget angenommen hat. In allen Arbeiten der Entwicklungspsychologie und Psychoanalyse bis zum letzten Viertel des 20. Jahrhunderts taucht jedoch das schwerkranke oder gar sterbende Kind gar nicht auf oder wird nur am Rande erwähnt. Allerdings wird zumindest die Erfahrung mit einer tödlichen Erkrankung im frühen Kindesalter als möglicherweise fördernd bei der Entwicklung von Todeskonzepten diskutiert. So schreiben Stambrook und Parker: »Es gibt einige Hinweise darauf, dass bestimmte Erfahrungen wie zum Beispiel die Tatsache, unheilbar krank zu sein, zu einem gut entwickelten Verstehen des Todes schon bei sehr jungen Kindern führen können« (1987).

In der Literatur der zweiten Hälfte des 20. Jahrhunderts zu diesem Thema macht sich eine gewisse Stagnation bemerkbar. Das ändert sich allerdings im letzten Drittel des Jahrhunderts, wenn einige Psychoanalytiker und Anthropologen das kranke Kind entdecken und ihre Erfahrungen beschreiben. Die Erforschung der Konzepte gesunder Kinder über Sterben und Tod mit entwicklungspsychologischen Methoden tritt dagegen in den Hintergrund und liefert somit auch keine neuen Gesichtspunkte mehr, die für die klinische Medizin im Umgang mit sterbenden Kindern von Relevanz wären.

Seit den sechziger Jahren rücken kranke und sterbende Kinder jetzt stärker in den Mittelpunkt des Interesses von Kinderärzten und insbesondere Kinderonkologen. Eine erste Arbeit, die sich mit krebskranken Kindern befasste, erschien 1955 in den USA und spiegelt die Vorstellungen der damaligen Zeit wider: »Obgleich die Kinder meist eine Vorgeschichte hatten, zeigten sie bei uns selten eine offene Besorgnis über den Tod. Selbst Jugendliche, die intellektuell viel über Krebs wissen mögen, haben gewöhnlich keine Fragen in Bezug auf die Diagnose oder die Möglichkeit des Sterbens gestellt, so wie es oft bei Erwachsenen geschieht. Wir vermuten, dass dies nicht einen Zustand des Wissens widerspiegelt, sondern eher eine psychologische Unterdrückung der Todesangst repräsentiert. Wenn gelegentlich doch einmal ein Kind nach seiner Diagnose fragte, wurde ihm eine einfache Erklärung gegeben, ohne einen Hinweis auf die tatsächliche Diagnose« (Richmond u. Waisman). Hier wird also ohne ausführliche Diskussion als Tatsache festgestellt, dass Kinder sich nicht bewusst mit ihrer Krankheit und den Folgen auseinandersetzen, und eindeutig dazu aufgerufen, sie bei eventuellen Fragen zu belügen.

Im darauffolgenden Jahr, also 1956, veröffentlichten der Kinderarzt Jean Bernard und der Psychoanalytiker Jean M. Alby in Paris eine Arbeit über die psychologischen Probleme, die bei Kindern durch eine Leukämieerkrankung ausgelöst werden. Die Autoren schreiben, dass manchmal bereits Drei- bis Vierjährige mit Leukämie den Ernst ihrer Lage erkennen können und einige Kinder bereits im Alter von vier oder fünf Jahren verbal auszudrücken vermögen, dass ihr Ende nahe ist. Bei älteren Kindern könne man dementsprechend davon ausgehen, dass sie ein sehr klares Verständnis für ihre Krankheit haben. Damit widersprechen Bernard und Alby ausdrücklich den Vorstellungen Piagets. Weiter stellen sie fest, dass für Kinder mit Leukämie die Todesangst in dem Moment gegenwärtig wird, in dem sie – aufgrund verschiedenster Ursachen – die tödliche Bedrohung begreifen. In Frankreich, so die Autoren, sprächen die Ärzte an den Betten der Kinder offen über deren Krankheit und die Folgen, da sie davon überzeugt seien, dass ihre jungen Patienten die Dimension nicht begriffen. Bei Erwachsenen hingegen versuche man zu verhindern, dass sie ihre Diagnose erfuhren.

Jean Bernard und sein Kollege Alby kommen zu dem überraschenden Ergebnis, dass Ärzte alles tun müssten, um Kinder vor diesem Wissen zu schützen, und untermauern ihre These mit der Geschichte eines 13-jährigen Jungen, der von seiner Diagnose Leukämie erfahren hatte und von diesem Moment an in Angst lebte und nicht mehr schlafen gehen wollte. Sie haben also klar erkannt, dass Kinder sehr viel wissen, ziehen aber daraus die – aus heutiger Sicht – falsche Konsequenz, dass man das Entstehen dieses Wissens verhindern müsse. Die Möglichkeit, sich mit den Kindern auseinanderzusetzen, wird nicht in Betracht gezogen. Noch zehn Jahre später wird diese Arbeit im deutschsprachigen Raum manchmal als Beleg dafür zitiert, dass man mit Kindern nicht offen reden darf.

Wiederum in den USA erschien dann 1965 eine Arbeit von Joel Vernick und Myron Karon mit dem bemerkenswerten Titel *Who's Afraid of Death on a Leukemia Ward? (Wer hat auf einer Leukämiestation Angst vor dem Tod?)*. Vernick war als Sozialarbeiter auf einer Leukämiestation tätig und hatte so engen Kontakt zu 51 Kindern mit akuter Leukämie im Alter zwischen neun und 21 Jahren. Die Interviews, die er mit ihnen führte, konzentrierten sich auf die laufenden Ereignisse. Auf diese Weise wollte man klinische Erfahrungen sammeln und gleichzeitig erste psychologische Hilfe bieten, wenn Probleme auftraten. Die Autoren berichten, dass jedes Kind auf der Station wusste, wenn ein anderes Kind gestorben war, weil es rasch lernte, die damit verbundenen Veränderungen richtig zu interpretieren. Wenn ein Kind in der Endphase in einem Einzelzimmer abgesondert wurde, gingen die anderen mindestens einmal am Tag an diesem Zimmer vorbei, um einen Blick zu erhaschen. Auch wollten sie wissen, was mit einem gestorbenen Kind geschehen war. Um die Fragenden vor der schlechten Nachricht zu schützen, pflegten die Mitarbeiter ihnen anfangs zu sagen, dass es auf eine andere Station verlegt worden sei. Bald stellte sich aber heraus, dass keines der Kinder diese Ausrede glaubte, und eines Tages wehrte sich ein Junge heftig dagegen, aus Platzgründen auf eine andere Station verlegt zu werden, weil er nicht dorthin wollte, wo die Kinder sterben. Er hatte beobachtet, dass keines der verlegten Kinder jemals zurückgekommen war. Von nun an beantworteten die Teammitglieder die Fragen nach den gestorbenen Kindern ehrlich. Sie erkannten, dass die Ausflüchte die Entstehung eines tragenden Verhältnisses zwischen den Kindern und ihnen nur verhinderten. Sie verstanden, dass ein Kind stumm wird, wenn es nach außen hin die Lügen akzeptiert, sich aber in Wirklichkeit mit seinen Ängsten allein gelassen fühlt. Und das geschieht häufig genau dann, wenn das Kind am dringendsten Unterstützung braucht. Man kann sehr wohl auf Kinder zugehen und ihnen sagen, dass ein anderes Kind gestorben ist, weil es sehr krank war. So machen sie die Erfahrung, dass die Teammitglieder ruhig über die Dinge reden, die für sie selbst so beunruhigend sind. Selbst ein sehr krankes Kind profitiert davon, wenn das Team seine Situation offen anspricht und dadurch Anteilnahme zeigt. Im Gegensatz zu früheren Berichten anderer Autoren, in denen die Kinder auf solche Informationen mit einer passiven und resignativen Haltung reagieren, stellen Vernick und Karon fest, dass sich jedes Kind, das schwerkrank im Bett liegt, über den Tod Gedanken macht und sehnlichst wünscht, mit jemandem darüber zu sprechen. Sie berichten weiter, dass sie jedem Kind über neun Jahre – und manchmal auch jüngeren Kindern – die Diagnose mitteilten. Jedes der Kinder akzeptierte die Erklärungen über die Chronizität der Erkrankung ohne heftige Reaktionen. Häufig waren sie erleichtert, denn ihre Eltern hatten ihnen durch ihr Verhalten – so sehr sie sich auch bemühten, es sich nicht anmerken zu lassen – den Ernst der Erkrankung schon signalisiert. Die Autoren gingen sogar noch weiter und sorgten dafür, dass auch der Rest der Familie informiert wurde, insbesondere die Geschwister. Damit sollte Missverständnissen und Eifersucht vorgebeugt werden, die verhindert hätten, dass die Familie all ihre Kräfte mobilisiert, um die Krankheit zu besiegen. Vernick und Karon sehen in diesem Vorgehen auch den besten Weg, um Kinder davor zu schützen, die Diagnose am Ende von ihren Kameraden zu erfahren, da sie sich in der Regel herumspricht. Sie wiesen ebenfalls darauf hin, dass Beobachtung allein niemals klare Ergebnisse bringt und man den Bedürfnissen der Kinder nur gerecht werden kann, wenn man auch handelt. Keines der Kinder, bei denen sie in dieser Weise vorgegangen waren, zog sich dauerhaft zurück, und die beiden Autoren wurden während ihrer Beobachtung zunehmend in ihrem Glauben bestärkt, dass die sonst so häufig empfohlene »protektive« Haltung falsch war. Zum Schluss beantworten sie die Frage, die sie im Titel ihrer Arbeit gestellt haben auf folgende Weise: »Jeder auf einer Leukämiestation hat Angst vor dem Tod. Und die Beseitigung dieser Furcht ist eines jeden Aufgabe.«

Hätten damals alle diese Arbeit gelesen und ihren Inhalt

akzeptiert, wäre bereits ab 1965 ein anderer Umgang mit schwerkranken Kindern und Jugendlichen möglich gewesen. Ich zumindest habe während meiner Ausbildung in der ersten Hälfte der siebziger Jahre nichts von dieser Arbeit gehört; sie wurde für mich erst später zum Thema. Wahrscheinlich stand sie einfach zu sehr im Widerspruch zum Zeitgeist. Denn ähnlich wie die französischen Autoren lehnten auch viele Kinderärzte ein derartiges Vorgehen ab oder fanden Gründe, warum es nur eingeschränkt richtig sei. Und das sollte noch viele Jahre so weitergehen. In nachfolgenden Veröffentlichungen drückt sich häufig das unbestimmte Gefühl der Autoren aus, dass das Konzept der Offenheit einen durchaus richtigen Ansatz verfolge, und dennoch finden sie immer wieder Argumente, warum es doch nicht ratsam ist, offen mit den Kindern zu reden. Wahrscheinlich machte der Inhalt der Arbeit den Lesern einfach Angst. Der von prominenten Vertretern des Fachs empfohlene Protektionismus, nach dem man den Patienten vor der Wahrheit schützen muss, kam den Vorstellungen und Ängsten der Ärzte damals offensichtlich sehr viel mehr entgegen.

Wie ich später noch zeigen werde, ist die Diskussion um dieses Konzept bis heute nicht abgeschlossen. Sigmund Freuds Tochter Anna, zum Beispiel, befasste sich intensiv mit Kindern, die ihre Eltern durch Bombenangriffe in London verloren hatten, und stellte 1972 fest, dass für Kinder der eigene Tod nicht viel mehr als die Vorstellung des Wegseins, des Verschwundenseins bedeutet (A. Freud 1972). Sie ist damit erstaunlicherweise nicht über die Aussage ihres Vaters knapp 60 Jahre zuvor hinausgekommen. Im gleichen Jahr veröffentlichte auch die Schweizer Psychoanalytikerin Annemarie Wunnerlich ein Buch mit dem Titel *Zur Psycho-*

logie der ausweglosen Situation (1972), in dem sie ihre Erfahrungen mit sterbenden Kindern ausführt. Sie beschreibt sehr anschaulich, dass sie die Probleme der Kinder verstanden hat, und auch wie viel diese bereits über Krankheit und Tod wissen. Aber ihre Schlussfolgerungen und Empfehlungen spiegeln eine große Ambivalenz wider, vor der notwendigen Offenheit schreckt sie zurück.

1977 erschien in Frankreich ein Buch der Psychoanalytikerin Ginette Raimbault über Kinder, die sterben müssen (deutsch 1980). Raimbaults Meinung nach haben alle Kinder eine klare Kenntnis über ihren baldigen Tod, der stets in einer Beziehung zu ihrer Krankheit steht und zum Kranksein dazugehört. Es ist beeindruckend, wie die Autorin über ihre persönlichen Erlebnisse mit schwerkranken und sterbenden Kindern und Jugendlichen berichtet und dabei die Bemühungen und Ergebnisse ihrer Zunftkollegen, altersgemäße Todeskonzepte von Kindern während der ersten acht Jahrzehnte des 20. Jahrhunderts zu erarbeiten, einfach über Bord wirft mit der lapidaren Feststellung, dass diese nicht für kranke Kinder gelten, wenn sie denn überhaupt für gesunde Kinder der richtige Denkansatz seien. Von der Ambivalenz, die bei Wunnerlich spürbar ist, findet man bei Raimbault nichts. Bedauerlich ist nur, dass beide Psychoanalytikerinnen ihre Beobachtungen zwar dokumentieren, aber nicht schreiben, was im Einzelfall zu tun gewesen wäre oder wie sie gehandelt hätten. Für den praktisch tätigen Arzt ist das ein inakzeptables Vorgehen, heißt es doch, sich mit der Diagnose allein zufriedenzugeben, ohne die notwendigen therapeutischen Konsequenzen zu ziehen.

Das 1978 erschienene Buch *The Private Worlds of Dying Children* der amerikanischen Anthropologin Myra Bluebond-Langner befasst sich mit krebskranken Kindern im Alter zwischen drei und neun Jahren. In einem Kapitel stellt sie dar, was todkranke Kinder über die Welt wissen. Die Kinder verstehen, was Laborwerte für sie bedeuten, was die Therapie ausmacht, sie kennen die Nebenwirkungen und wissen um die prognostische Bedeutung eines Rückfalls. Die Autorin beschreibt ausführlich, wie Kinder zu ihrer Erfahrung kommen, und verdeutlicht, dass ein kindliches Todeskonzept immer das Ergebnis einer Entwicklung ist. Kein Kind habe von Anfang an ein fertiges Konzept. Die Autorin beschreibt diese Entwicklung bei leukämiekranken Kindern in fünf Stufen:

Stufe 1: Das Kind versteht, dass eine ernste Erkrankung besteht.

Stufe 2: Das Kind lernt die Namen und Nebenwirkungen der Medikamente.

Stufe 3: Das Kind begreift das Ziel der Therapie und die dabei notwendigen Prozeduren.

Stufe 4: Das Kind lernt, dass die Krankheit eine Serie von Krankheitsschüben und Rückfällen ist (ohne Tod).

Stufe 5: Das Kind weiß, dass die Krankheit irgendwann tödlich sein wird.

Mit diesem Modell beschreibt Myra Bluebond-Langner den Erfahrungsgewinn auf jeder einzelnen Stufe. Natürlich sind diese Stufen nicht bei allen Kindern und für alle Erkrankungen völlig gleich, aber sie ähneln sich. Dann stellt sie ebenfalls die Frage: Wenn alle Kinder wissen, dass sie sterben müssen – weshalb reden sie nicht darüber, sondern versuchen ihr Wissen zu verbergen? Die Autorin bezieht sich dabei auf eine These über das »Wissen«, die bereits von Barney G. Glaser und Anselm L. Strauss 1965 definiert wurde. Diese beschreiben, dass man das Verhalten von Sterbenden am besten im Rahmen des als »Awareness Context« bezeichneten Phänomens verstehen kann. Die Autoren identifizieren dafür vier Arten des Wissens:

1. *Das geschlossene Wissen (closed awareness):* Der Patient erkennt seinen baldigen Tod nicht, während alle anderen davon wissen.
2. *Der Wissensverdacht (suspected awareness):* Der Patient hat den Verdacht, dass andere etwas wissen. Er unternimmt Versuche, diesen Verdacht zu bestätigen oder als unbegründet anzusehen.
3. *Die gegenseitige Täuschung (mutual pretense):* Beide Seiten wissen, dass der Patient sterben muss, aber sie verhalten sich gegenteilig. Sie einigen sich sozusagen auf die Vorstellung, dass der Patient weiterleben wird.
4. *Das offene Wissen (open awareness):* Beide Seiten wissen, dass der Patient sterben muss, und sie agieren relativ offen.

Glaser und Strauss argumentieren, dass es wichtig ist, den Kontext des Wissens zu verstehen, da dieser das Verhalten aller – des Patienten, der Familie und des Behandlungsteams – bestimme. Die Menschen leiteten ihre Gespräche und Handlungen danach, wer was und mit welcher Sicherheit wisse.

Bluebond-Langner stellt nun vor diesem Hintergrund fest, dass bei Kindern von Anfang an die Bedingungen für den Vorgang der gegenseitigen Täuschung bestehen. Das Team legt es von vorneherein darauf an, die Information vom Patienten fernzuhalten, undichte Stellen zu verhindern und falls sie auftreten, rasch zu verschließen. Versuche der Kinder, die Wahrheit zu erfahren, werden abgeblockt. Teammitglieder und Eltern machen ihre fehlende Bereitschaft deutlich, Fragen ehrlich zu beantworten. Obwohl die Kinder alles wissen, sollen sie nach Meinung der Autorin nie den Kontext des offenen Wissens erreichen. Ich habe die Thesen dieser Autorin so ausführlich behandelt, weil Myra Bluebond-Langner bereits 1978 vieles richtig dargestellt hat, zum Schluss aber dafür plädiert, bei Kindern im Stadium der gegenseitigen Täuschung zu verharren und nicht zu dem des offenen Wissens zu gelangen. 1996 veröffentlichte sie ein weiteres Buch, in dem sie zu einem völlig anderen Ergebnis kommt. Sie schreibt, dass es keinen Sinn mache, Kindern die Wahrheit vorzuenthalten, weil dies nur für kurze Zeit gelingen könne.

Im gleichen Jahr erklärt dagegen der amerikanische Kinderarzt John D. Lantos, die Annahme, ein Kind gewänne etwas durch die Wahrheit, beruhe auf der ziemlich utilitaristischen Hoffnung der Ärzte, dass sich die Patienten besser fühlten, wenn sie die Wahrheit wüssten. Seiner Meinung nach könne die Wahrheit eine verheerende Wirkung haben. Kranke bräuchten keine Fakten, sondern nur Zuneigung, Fürsorge und Trost. Natürlich benötigen sie dies, ich denke aber, sie brauchen beides – Zuwendung und Offenheit.

Wie kontrovers die Situation sogar noch zu Beginn des 21. Jahrhunderts diskutiert wurde, machen eine andere Arbeit und die Debatte um sie deutlich: 2004 erschien im renommierten *New England Journal of Medicine* der Artikel einer schwedischen Arbeitsgruppe mit dem Titel *Talking about Death with Children Who Have Severe Malignant Disease* (Kreicbergs u. a.). Die Autoren kontaktierten 561 Eltern von 368 Kindern, die im Alter unter 17 Jahren an Krebs erkrankt und zwischen 1992 und 1997 verstorben waren. 449 Eltern antworteten und füllten einen Fragebogen aus. Die Hauptfragen waren:

- Haben Sie zu irgendeiner Zeit mit Ihrem Kind über den Tod gesprochen?
- Haben Sie Ihre Entscheidung später bedauert?

Mit zusätzlichen Fragen versuchten die Autoren, das Ausmaß der Angst und Depression bei den Eltern zu erfassen. Das Ergebnis sah wie folgt aus:

- 147 Eltern (34%) haben mit ihrem Kind über den Tod gesprochen, d.h., zwei Drittel der antwortenden Eltern haben es nicht getan.
- Niemand unter den 147 Eltern, die mit ihrem Kind über den Tod sprachen, hat dies bedauert.
- 69 der 258 Eltern (27%), die nicht mit ihrem Kind über den Tod sprachen, haben dies später bedauert, 189 (73%) nicht.
- 191 Eltern (46%) hatten niemals das Gefühl, dass ihr Kind seinen Tod ahnt.

Nach allem, was bisher über den Umgang mit der Wahrheit aus der bestehenden Literatur berichtet wurde, und in Anbetracht des Schlusses, zu dem die meisten Autoren in den neunziger Jahren gekommen sind, ist das Ergebnis der Studie erschreckend. Nur ein Drittel der Eltern in einem modernen westlichen Land hat jemals mit ihrem schwerkranken Kind über seinen Tod geredet, und die Hälfte der Eltern war davon überzeugt, dass ihr Kind nichts ahnte. Es ist erstaunlich, dass die Autoren kaum die Konsequenzen erörtern, die sich aus den Ergebnissen ihrer Studie ergeben. Sie schreiben lediglich: »Eltern, die den Rat suchen, ob sie mit ihrem Kind über den Tod reden sollen oder nicht, können von dem Wissen profitieren, dass keiner der Eltern in dieser Studie es bedauert hat, mit seinem Kind offen geredet zu haben. Die Tatsache, dass viele Eltern, die spürten, dass ihr Kind etwas ahnt, es später bedauerten, nicht mit ihrem Kind geredet zu haben, zeigt, wie wichtig es ist, dass die ›Health Care Worker‹ den Eltern dabei helfen, auf die Wünsche ihrer sterbenden Kinder einzugehen.«

Ich finde es sehr bedauerlich, dass die Aussage so schwach ist, nachdem die Notwendigkeit eigentlich klar auf dem Tisch liegt: Es wurde viel zu wenig mit den sterbenden Kindern kommuniziert. Ich bin mir auch nicht sicher, ob die Autoren unter »Health Care Worker« auch Ärzte und Schwestern subsumieren – was richtig wäre – oder ob sie damit nur andere in die Betreuung involvierte Berufsgruppen wie Sozialarbeiter, Psychologen und Sozialpädagogen meinen. Im Grunde genommen ist schon die Fragestellung problematisch, denn die Autoren haben lediglich danach gefragt, ob die Eltern zu »irgendeiner Zeit« mit ihrem Kind sprachen. Viel wichtiger wäre es gewesen zu fragen, ob sie kurz vor dem Tod des Kindes mit ihm geredet haben.

In derselben Zeitschrift erschien kurz darauf ein Kommentar des amerikanischen Kinderonkologen Lawrence Wolfe (2004). Nachdem er sich zunächst allgemein dazu bekennt, dass in vielen Fällen der Zeitpunkt kommt, an dem man ehrlich sein muss (»wenn jeder den Elefanten im Zimmer sieht«), stellt er fest, dass es reichlich Belege für das Wissen selbst junger Kinder von der Existenz des Todes gibt. Die Haltung gegenüber dem Tod und seiner Bedeutung folge einer »kraftvollen Entwicklungsleiter«. Es sei auch belegt, so Wolfe weiter, dass Familien davon profitierten, wenn sie mit ihrem Kind über dessen baldigen Tod redeten. Dann kommt er aber zu einem Schluss, der aufgrund seiner schwammigen Formulierung viel zu wünschen übrig lässt: »Die Studie verwendet neue statistische Modelle und eine große Stichprobe, um eine klare Botschaft über die intimen emotionalen Erfahrungen der Eltern mit einem sterbenden Kind zu vermitteln. Kinderonkologen können nun, basierend auf der Erfahrung von Hunderten von Eltern in dieser Studie, sagen, dass niemand es bedauerte, mit seinem Kind über den Tod geredet zu haben. Wenn ein Kind seinen baldigen Tod zu ahnen scheint (und ich denke, die meisten Kinder tun dies), gewinnt die Kommunikation noch an Bedeutung« (Wolfe 2004).

Kein Wort fällt in diesem Kommentar darüber, dass ja nur ein Drittel der Eltern mit ihrem Kind über den Tod sprachen, und es werden auch keine klaren Empfehlungen für das richtige Vorgehen in der Zukunft gegeben. Sollte hier immer noch die so oft angetroffene Ambivalenz vorhanden sein? Die Arbeit Kreicbergs' und ihrer Kollegen belegt zwar, dass Eltern nicht fürchten müssen, die Offenheit gegenüber ihrem Kind später zu bedauern. Aber im Jahr 2004 ist ein derartiges Ergebnis doch etwas dürftig, denn jeder Kinderonkologe könnte heute zahllose Belege dafür liefern. Einer derartigen Statistik hätte es nicht bedurft. Allerdings wird in der heutigen Medizin nur das geglaubt, was durch Statistiken bewiesen ist. Zwanzig oder dreißig Jahre zuvor wäre das Ergebnis vielleicht noch eine neue Botschaft gewesen. Diese Arbeit und der Kommentar zeigen sehr deutlich, dass viele Kinderärzte immer noch nicht bereit sind, klar Stellung zu beziehen und den Kindern zu ihrem Recht zu verhelfen. Interessanterweise gehen weder die Autoren noch der Kommentator auf eine Arbeit von Ann Goldman und Deborah Christie ein, die die Problematik bereits 1993 sehr klar ansprechen und eindeutige Schlussfolgerungen ziehen.

Viele Kinder müssen also immer noch allein mit ihrem Tod fertig werden, weil Kinderärzte aufgrund ihrer eigenen Schwierigkeiten im Umgang mit den todkranken kleinen

Patienten den Eltern nicht beistehen. So ist es auch nicht verwunderlich, wenn in zwei Leserbriefen zu dem Artikel der Arbeitsgruppe um Ulrika Kreicbergs eine ablehnende Haltung eingenommen wird: Zwei Drittel der Eltern, also eindeutig die Mehrheit, hätten nicht mit ihrem Kind gesprochen. Im Übrigen sei im Kindesalter eine offene Information im Gegensatz zum Erwachsenenalter ziellos, da das Kind sie nicht brauche, um noch etwas zu regeln. Diese Meinung ist absolut falsch, denn auch Kinder, die wissen, dass sie bald sterben müssen, möchten häufig vorher noch einige Dinge erledigen (Abschied nehmen, sich bedanken, ihre Beerdigung planen usw.).

In ihrer Antwort auf die beiden Briefe bestätigen Kreicbergs und ihre Kollegen, dass ihr Artikel nur wenig über die Konsequenzen der Studienergebnisse aussagt. Es hänge letztendlich von der persönlichen Sensibilität, den kommunikativen Fähigkeiten und der klinischen Erfahrung ab, mit welchem Kind man offen spricht und mit welchem nicht (Kreicbergs 2004). Mit dieser Aussage, die dem Arzt alles offen hält und ihm keine – für viele Ärzte nach wie vor dringend notwendige – Richtschnur an die Hand gibt, haben sie den Kindern und Jugendlichen wahrlich keinen Gefallen getan.

Im selben Jahr gehen auch Craig A. Hurwitz u. a. (2004) auf diese Arbeit ein. Auch für sie ist ein wichtiger Punkt, dass keiner der Eltern, die mit ihrem Kind offen über den Tod sprachen, es bedauert hat. Sie gehen sogar noch einen Schritt weiter, indem sie sagen, dass es inzwischen einen größeren Konsens darüber gebe, dass Kinder mit einer lebensbedrohlichen Erkrankung vollständig informiert werden sollten. Zugleich betonen sie aber auch, dass es immer noch erheblichen Widerstand, vor allem aufseiten der Eltern, gebe, und fordern deshalb das jeweilige Behandlungsteam auf, den Eltern zu sagen, dass sie das Kind aufklären werden, wenn es direkt nach seiner Prognose fragt. Sie geben viele gute Hinweise, wie man mit der Situation eines sterbenden Kindes umgehen soll. Ihrer Meinung nach trägt auch eine frühe und kontinuierliche Information der Eltern über das mögliche Sterben ihres Kindes deutlich dazu bei, die körperlichen Schmerzen am Ende des Lebens, die oft manifester Ausdruck seelischer Not sind, zu lindern.

2005 erschien eine weitere Arbeit, die sehr klar Stellung bezieht und hilfreiche Anweisungen gibt, wie man mit der schwierigen, aber notwendigen Aufgabe umgeht, mit einem Kind über sein Sterben zu reden: »Unsicherheit ist eine große psychologische Belastung, sowohl für Kinder als auch für Erwachsene mit einer schweren Erkrankung, denn dadurch ist es ihnen nur begrenzt möglich, Informationen zu gewinnen, die ihnen Sicherheit geben könnten. Daher ist es die Pflicht all derer, die ein schwerkrankes Kind betreuen, dessen Sorgen und Gedanken immer wieder zu ergründen. Betreuer von sterbenden Kindern müssen auch ihre eigene emotionale Betroffenheit erkennen, damit diese nicht zum Hindernis für eine offene Kommunikation wird. Gespräche über das Sterben zu vermeiden, aus Furcht, das Kind zu verängstigen oder zu deprimieren, ist eine kontraproduktive Strategie, die nicht durch Daten belegt ist« (Beale u. a. 2005). Hier bestätigt sich, was Vernick und Karon bereits 1965 beschrieben und gefordert haben. Zu Beginn des zweiten Jahrtausends gibt es also zunehmend einen Konsens darüber, dass man offen mit den Kindern sprechen sollte, wie auch Stellungnahmen der Fachgesellschaften zu diesem Thema deutlich machen.

Kinder mit einer schweren Erkrankung verstehen meist von Anfang an, dass sie in Gefahr sind, ihr Leben zu verlieren. Das erkennen sie vor allem am veränderten Verhalten ihrer Eltern oder anderer Erwachsener. Sie sind in der Lage, in den Gesichtern ihrer Eltern wie in einem Buch zu lesen, spüren ihre Tränen, selbst wenn sie nicht in der Gegenwart ihrer Kinder weinen, und hören, dass sich ihre Stimmen verändert haben. Die Kinder verstehen, dass es etwas mit ihrer Erkrankung zu tun hat und dass ihre Eltern Angst haben. Sie durchschauen das Theater, das ihnen vorgespielt wird, schauen hinter die Masken, die die Gesichter der Erwachsenen verbergen. Und deshalb ist es so schlimm, wenn man nicht offen mit ihnen spricht. Manchmal versuchen die Kinder, ihre Eltern in dieser Situation zu schützen, und fragen sie nicht, weil ihnen bewusst ist, dass ihre Fragen den Eltern noch mehr Angst einjagen würden. Sie stellen auch den Ärzten keine Fragen mehr, weil sie rasch die Ausflüchte und Lügen erkennen. Einen notorischen Lügner um Auskunft zu bitten, macht keinen Sinn. So werden die Kinder in ihrer Krankheit isoliert, weil sie nicht über ihre eigenen Ängste sprechen können. Ihnen ist klar, dass die Erwachsenen mehr wissen und ihnen nicht die Wahrheit sagen. Jeden Tag müssen sie fürchten, dass erneut etwas Schlimmes geschieht, und selbst guten Nachrichten können sie nicht trauen. Manche Kinder sind vielleicht stark genug, diese Umstände durchzustehen, wenn die Behandlung erfolgreich ist. Es ist erstaunlich, wie viel Kraft Kinder haben können, aber mit der Verschleierung der Wahrheit wird ihre ganze Kraft aufgebraucht, die Kraft, die sie so dringend zur Bewältigung ihrer Krankheit benötigen.

Deshalb beschloss ich eines Tages, dass ich die kranken Kinder und Jugendlichen nie wieder belügen würde. Diese Regel zu verletzen, ist der größte Fehler, den man im Umgang mit Kindern machen kann. Wenn diese aber erfahren, dass sie uns wirklich trauen können, dann beginnen sie, Fragen zu stellen. Dieses Vertrauensverhältnis ist notwendig, besonders, wenn die Kinder sterben müssen. Wie die meisten sterbenden Menschen benötigen sie dann Hilfe und haben das Recht, diese von uns Ärzten zu erwarten. Die offene Kommunikation mit ihren Eltern wie mit den Ärzten ist ein dringend notwendiger Dialog für sie.

In der Tübinger Universitätsklinik wird zu Beginn einer Behandlung ein virtueller Vertrag mit den Patienten geschlossen, der den Umgang mit der Wahrheit regelt (vgl. Kap. 3). Natürlich müssen die Kinder erleben, dass die Erwachsenen diesen Vertrag auch einhalten. Dann können sie sicher sein, dass diese nicht mehr wissen als sie selbst. Viel wichtiger ist aber noch, dass die Aussage des Arztes »Es ist alles in Ordnung« einen ganz anderen Stellenwert bekommt. Wenn ich die Jahre seit Beginn des offenen Dialogs mit den Kindern überdenke, so gab es tatsächlich nie einen Anlass, dieses Vorgehen zu bedauern. Niemals mehr hörte ein Kind auf zu reden, niemals wieder war ein Kind über längere Zeit völlig verstört. Die Wahrheit, die wir ihnen mitteilen, kennen sie im Allgemeinen bereits, und dennoch ist es extrem wichtig, sie zu teilen.

Auch wenn manche Kinder heftig auf die schlimme Nachricht reagieren, dass sie sterben müssen, beginnen sie doch meist rasch, sich mit der neuen Situation auseinanderzusetzen. Dann müssen sie die Fragen loswerden, die ihnen auf der Seele lasten. Kinder bitten übrigens nicht um Gesprächstermine, und manchmal ist es nicht einfach, wenn man plötzlich mit einer wichtigen Frage konfrontiert wird, die eine angemessene Antwort verlangt, während man eigentlich dringend etwas ganz anderes tun müsste. Und häufig wiederholen die Kinder diese Frage nicht ein zweites Mal, wenn man ihnen beim ersten Mal ausgewichen ist. Am besten ist es natürlich, sie reden mit ihren Eltern, aber für diese ist das oft schwierig. Das ahnen die Kinder auch und wenden sich oft an andere Erwachsene, von denen sie gelernt haben, dass sie ehrlich sind. Trotzdem sollten wir alles versuchen, den Dialog zwischen Eltern und Kind zu fördern, und uns nicht zwischen sie drängen.

Ich möchte noch auf einige weitere Veröffentlichungen eingehen, die ich für sehr wichtig halte. Als der deutsche Psychologe Georg Wolff in seiner 1978 erschienenen Arbeit auch in Deutschland endgültig Zweifel an der gängigen Praxis des Schweigens anmeldete, geschah dies als Reaktion auf die Arbeiten des US-amerikanischen Kinderonkologen Ruprecht Nitschke, der mit seinen Mitarbeitern bereits 1977 gezeigt hatte, wie man leukämiekranke Kinder in die Entscheidung über einen erneuten Therapieversuch nach einem Rückfall einbezieht. Die Arbeitsgruppe in Oklahoma hat sich noch in weiteren Arbeiten intensiv damit beschäftigt, wie man mit krebskranken Kindern und Jugendlichen umgeht (Jay u. a. 1987, Nitschke u. a. 1985, 2000 u. 2001).

Es gibt noch viele andere Autoren, die sich in den achtziger Jahren mit dem Problem eines offenen Umgangs mit schwerkranken Kindern auseinandersetzten; bei allen stellt sich jedoch immer wieder die Frage, wie weit man tatsächlich gehen soll, während Nitschke und seine Mitarbeiter in einer 1985 veröffentlichten Arbeit mit vier Argumenten für absolute Offenheit plädieren:

1. Die Diagnose lässt sich vor den Kindern nicht verheimlichen.
2. Die Kinder wissen, dass der Tod ein unwiderrufliches Ereignis ist.
3. Wenn sie die Wahrheit kennen, können sie sich mit ihrem Sterben auseinandersetzen.
4. Halbwahrheiten verhindern ein persönliches Verhältnis zwischen Arzt und Patient.

In der Literatur der letzten 30 Jahre des 20. Jahrhunderts zeigt sich immer deutlicher, dass die von Piaget entworfenen Entwicklungsstufen zwar nicht grundsätzlich falsch sind und das Entwicklungsgeschehen bei gesunden Kindern relativ gut widerspiegeln, doch wird seine Altersskala, wie erwähnt, sicher nicht der Wirklichkeit gerecht. Die Psychoanalyse legt viel zu wenig Gewicht auf die Erfahrung der Kinder, die zwar nicht die Reihenfolge der Entwicklungsstufen verändern, aber den Zeitablauf deutlich beschleunigen kann. Schon sehr kleine Kinder können aus dem Tod einer Bezugsperson die Erfahrung der Unwiderruflichkeit gewinnen. Und spätestens ab einem Alter von vier Jahren können sie aufgrund der eigenen Erfahrungen ein Konzept vom Tod entwickeln, das es ihnen ermöglicht, mit diesem bedrohlichen Ereignis umzugehen. Dabei spielen die Eltern eine ganz wesentliche Rolle. Wenn sie frühzeitig bereitwillig und offen auf entsprechende Fragen der Kinder antworten und keine Geheimnisse um das Thema Tod machen, haben es ihre Kinder sehr viel leichter, ebenfalls entsprechende Vorstellungen zu entwickeln.

Halten wir also fest: Es spricht alles dafür, dass auch schon kleine Kinder ein eigenes Todeskonzept und auch Furcht vor dem Tod entwickeln können. Diese Konzepte sind weniger alters- als erfahrungsabhängig und entsprechen daher nicht unbedingt den Konzepten, die Erwachsene haben. Sie reichen aber aus, um die Bedeutung einer lebensbedrohlichen Erkrankung zu verstehen und die damit verbundenen Probleme zu verarbeiten. Es ist heute nicht mehr akzeptabel, eine mangelhafte oder gar fehlende Kommunikation mit der Unwissenheit der Kinder zu begründen. Die Konsequenz, die man daraus ziehen muss, ist die Abkehr vom protektiven Schweigen der ersten sieben Jahrzehnte des letzten Jahrhunderts und die Hinwendung zu einer offenen und informativen Kommunikation ohne Lügen oder Ausreden.

Einsam und verlassen

Zum Glück kommt es heute nicht mehr sehr oft vor, dass Kinder mit ihrer Krebserkrankung allein gelassen werden. Es müssen schon einige Dinge zusammenkommen, um eine Situation herbeizuführen, wie ich sie in der folgenden Geschichte schildere. Es ist die Geschichte vom Leiden und Sterben eines verlassenen Kindes, die schon viele Jahre zurückliegt und doch allen, die sie damals miterlebt haben, immer noch sehr gegenwärtig ist, weil die Erinnerung uns nach all den Jahren immer noch traurig und zornig zugleich macht. Traurig macht uns die Erinnerung an das Mädchen, um das es geht, und zornig macht die mit ihrer Geschichte verbundene Hilflosigkeit, die wir alle damals empfanden:

Elke war ein 14-jähriges Mädchen, das uns mit einem großen inoperablen Lebertumor zur Behandlung überwiesen wurde. Es stellte sich rasch heraus, dass wir sie auch mit allen modernen Methoden nicht würden retten können. Gegen diesen bösartigen Tumor gab es keine Behandlungsmöglichkeiten, die Aussicht auf Erfolg gehabt hätten. Nach langen Diskussionen im Team beschlossen wir, dem Vater vorzuschlagen, auf jeden Therapieversuch zu verzichten, da sonst das Kind nur unnötig würde leiden müssen. Dies lehnte der Vater jedoch strikt ab, zumal er spürte, dass es auch uns nicht leicht fiel, die Behandlung zu beenden. Damals war es noch nicht üblich, auch mit den Kindern zu reden, um herauszufinden, wie sie die Dinge sahen. Der Therapieversuch, den wir dann unternahmen, hatte, wie erwartet, nur einen vorübergehenden Erfolg. Der Tumor begann erneut zu wachsen, und der körperliche Verfall des Mädchens nahm rapide zu.

Einige Monate vor Elkes Erkrankung war ihre Mutter an den Folgen einer chronischen Krankheit gestorben. Die Eltern waren schon seit mehreren Jahren geschieden, und Elke hatte bei ihrer Mutter gelebt. Mit dem Vater hatte sie bis zu deren Tod praktisch keinen Kontakt mehr gehabt, und er hatte vor nicht allzu langer Zeit eine wesentlich jüngere Frau geheiratet, die kurz vor Elkes Erkrankung ein Kind bekommen hatte. Nach dem Tod der Mutter war Elke zu ihrem Vater und der Stiefmutter gezogen. Die Stiefmutter gab sich offensichtlich große Mühe, mit der neuen großen Stieftochter ein tragfähiges Verhältnis zu entwickeln. Elke lehnte die neue Mutter jedoch ab, sie hatte ja auch kaum Zeit gehabt, sich mit dem Tod ihrer leiblichen Mutter auseinanderzusetzen, bevor sie selbst erkrankte. So war es nicht verwunderlich, dass die Stiefmutter mit der Situation völlig überfordert war. Von ihrem Mann, Elkes Vater, bekam sie keine Unterstützung. Er war Geschäftsmann und ständig unterwegs, die Kommunikation fand meist per Autotelefon während seiner Geschäftsreisen statt. Es war offensichtlich, dass er ein »Macher« war, und es war ebenso offensichtlich, dass er kein Verhältnis zu seiner Tochter hatte. So war niemand da, der Elke beistehen wollte oder konnte.

Der körperliche Verfall des Mädchens nach dem vorübergehenden Wachstumsstopp des Tumors war rasant. Der Vater verbot uns, mit Elke über ihre Krankheit und die Möglichkeit des Sterbens zu reden. Entsprechende Telefongespräche, die ich mit dem – anscheinend immer Auto fahrenden – Mann führte, waren frustrierend und blieben ergebnislos. Obgleich ich schon damals von der Notwendigkeit überzeugt war, mit den Kindern offen über ihre Situation zu reden, war ich doch auch der Meinung, dass man dies nicht hinter dem Rücken der Eltern tun konnte. Und so gab ich schließlich nach.

Elke ging es rasch immer schlechter. Sie wurde in unser einziges Einzelzimmer verlegt, das sich etwas abseits von der Station befand. Dort hatte sie zwar ihre Ruhe, aber sie war auch vom übrigen Leben endgültig abgeschnitten. Die Eltern kamen nur noch selten, und ihre Besuche wurden immer kürzer, was unter anderem daran lag, dass das Mädchen kaum noch mit ihnen sprach. Auch uns fiel es immer schwerer, in ihr Zimmer zu gehen. Zunächst antwortete sie noch auf Fragen, und auf ihrem Gesicht war immer wieder einmal der Anflug eines Lächelns zu sehen, wenn sich eine der Schwestern liebevoll um sie bemühte. Doch dieses zarte Lächeln verlosch irgendwann, bis sie schließlich gänzlich verstummte und nicht mehr antwortete, wenn man sie etwas fragte. Einige

Zeit später fand eine Schwester sie leblos vor. Elke war gestorben, einsam und verlassen. Niemand war in diesem Moment bei ihr gewesen. Sie starb so allein, wie sie es in den letzten Wochen vor ihrem Tod schon gewesen war.

Heute denke ich manchmal, dass ich einen Fehler gemacht habe und mich in diesem Fall nicht an die Regel hätte halten dürfen, mit den Kindern nur dann offen zu sprechen, wenn die Eltern ihre Erlaubnis gegeben haben. Schließlich hatte Elke niemanden, der ihr beistand. Zwischen ihr und dem Vater bestand kein Verhältnis, in das ich mich hineingedrängt hätte. Und schließlich war sie schon 14 Jahre alt.

Nie wieder ist es uns danach passiert, dass ein Kind bei uns so einsam gestorben ist. Noch immer schmerzt die Erinnerung an Elke und daran, wie wir sie allein gelassen haben. Jahre später traf ich eine der Schwestern wieder, die Elke damals betreuten. Wir sprachen über die alten Zeiten und natürlich auch über »unsere« Kinder von damals. Und plötzlich erinnerten wir uns an Elke, und ich sah, dass die Erinnerung an dieses Mädchen für die Schwester genauso lebendig und schmerzvoll war wie für mich.

Diese Geschichte hat in einer Zeit stattgefunden, als es noch nicht üblich war, ehrlich mit Kindern zu sprechen. Aber wir sollten in dieser Hinsicht nicht zu optimistisch sein. Es kommt leider immer noch vor, dass Eltern aus den verschiedensten Gründen ihre Kinder tatsächlich oder mental allein lassen. Denn das kann auch geschehen, obwohl sie regelmäßig zu Besuch kommen, sodass man die bereits existierende Distanz gar nicht bemerkt. Meist sind es die Schwestern, die spüren, wie unbeteiligt manche Eltern sind. Natürlich kann das Team versuchen, die mangelnde Zuwendung irgendwie zu kompensieren. Das mag vor allem dann gehen, wenn ein Kind aufgrund äußerer Umstände von den Eltern während seiner Krankheit nicht begleitet werden kann. Bei Elke war jedoch das Problem, dass der Vater keinerlei Beziehung zu ihr hatte und nur glaubte, seinen Pflichten nachkommen zu müssen. Und die Stiefmutter hatte vor der Erkrankung nicht genügend Zeit gehabt, eine tragfähige Beziehung zu Elke aufzubauen. Hinzu kam das strikte Verbot des Vaters, ehrlich mit dem Mädchen zu reden, sodass sich ein Teammitglied nur schwer intensiv mit ihr befassen konnte. Wir hätten ohne Zweifel den Vater energischer unter Druck setzen müssen, denn wir waren von der Notwendigkeit der offenen Kommunikation überzeugt. Aber ob wir es ohne Zustimmung des Vaters geschafft hätten, Elke besser beizustehen, ist eher nicht anzunehmen, denn die Erfahrung zeigt, dass Kinder niemanden an sich heranlassen, wenn die Eltern das nicht wollen. Natürlich kennen die Kinder das entsprechende Verbot nicht, aber sie spüren die Angst der Eltern, sich auf etwas einlassen zu müssen, was sie nicht ertragen können. Und so reagieren diese Kinder in der Regel auf die Annäherungsversuche der Teammitglieder eher ablehnend.

Wenn es jedoch lediglich den äußeren Umständen geschuldet ist, dass die Eltern ihr Kind nicht begleiten können, kann es vorkommen, dass Kinder eine enge Beziehung zu ihren Betreuern aufbauen.

Fritz war ein elfjähriger Junge, der zu uns kam, weil er nur durch eine Knochenmarktransplantation zu retten war. Seine Mutter war einige Wochen zuvor mit dem Auto tödlich verunglückt und sein Vater war ein Montagespezialist, der in der ganzen Welt tätig war. Er liebte

seinen Beruf und fürchtete ihn zu verlieren, falls er nicht weiterhin regelmäßig zur Verfügung stand. Er versprach seinem Jungen, so oft wie möglich zu Besuch zu kommen, und dieses Versprechen hielt er auch. Sein Sohn kannte es nicht anders, als dass der Vater dauernd unterwegs war, und akzeptierte offensichtlich auch jetzt, dass sich daran nichts ändern ließ. Jedoch freute er sich jedes Mal sehr, wenn der Vater kam, und es gab immer wieder tränenreiche Abschiede. Der Junge hatte über lange Strecken keine Begleitung von der Familie, da er auch keine Geschwister oder Onkel und Tanten hatte.
Auf der Station, auf der er lag, war sehr viel Betrieb, und die Schwestern hatten wenig Zeit, sich um einzelne Kinder intensiver zu kümmern. Dennoch gaben sie sich bei Fritz große Mühe und widmeten ihm mehr Zeit als den anderen Kindern. Dann wollte es das Glück, dass die Station einen neuen Zivildienstleistenden – Gernot – bekam, der sich bald intensiv der Betreuung von Fritz widmete. Fritz blühte auf, wir alle sahen, wie glücklich ihn diese Freundschaft machte, die ihm der junge Mann entgegenbrachte. Gernot verstand sich auch bald gut mit dem Vater, wenn der zu Besuch kam. Dieser war ihm dankbar und sehr damit einverstanden, dass der Zivildienstleistende ihn in seiner Abwesenheit ersetzte. Fritz bekam auf diese Weise einen Freund, der ihn dann schließlich sogar bis zum Tod begleitete, denn Fritz starb an den Folgen der Transplantation. Aber er starb nicht allein, denn Gernot war bis zuletzt bei ihm, was unter anderem dadurch möglich war, dass er von allen seinen sonstigen Aufgaben freigestellt worden war.

Die Geschichte macht deutlich, dass Einverständnis und offener Umgang zwischen Eltern und Betreuern es den Kindern ermöglichen, Hilfe anzunehmen. Dann kann sogar ein anderer Mensch einspringen, wenn die eigentliche Bezugsperson häufig nicht anwesend ist. Gernot war kein »Ersatzvater«, aber er konnte Fritz dennoch wie sein eigener Vater beistehen, weil dieser damit einverstanden war und es seinem Sohn auch vermittelte.

Gernot, der uns die Sorge um Fritz über weite Strecken abnahm und wegen seines bewundernswerten Engagements und fröhlichen Wesens bald bei allen Teammitgliedern beliebt war, studierte später, entgegen seinen ursprünglichen Absichten, Medizin. Seinen Sinneswandel begründete er folgendermaßen: »Ich habe hier gelernt, dass hoch technisierte Medizin und ganzheitliche Betreuung zusammengehen können.« Die Tatsache, dass er sich nach Abschluss des Studiums am Tübinger Klinikum um eine Assistentenstelle bewarb, war eine große Freude für mich. Heute ist Gernot selbst Hochschullehrer an einer deutschen Universitätsklinik. Während seiner ganzen Laufbahn hat er bewiesen, dass die Betreuung von Fritz für ihn kein Einzelfall war. Ich war oft ein wenig stolz auf diesen Mitarbeiter, der auch wissenschaftlich sehr erfolgreich war. Mit seiner Begründung für das Medizinstudium hat er das in Worte gefasst, was wohl schon immer mein Motto gewesen war, nur hatte ich mir dies bis dahin nicht so deutlich gemacht. Schließlich machte ich dieses Motto auch zum Thema meiner Abschiedsvorlesung am Ende meiner Berufstätigkeit.

Mit einer schweren Erkrankung allein gelassen zu werden, gehört zu den wirklich schlimmen Dingen, die einem Menschen passieren können. Das gilt für Menschen aller Altersstufen und keineswegs nur für Kinder. Das gilt aber ganz besonders am Ende des Lebens. Ich habe bereits in der Einleitung darauf hingewiesen, dass der allein Gelassene einen menschenunwürdigen Tod stirbt. Und diesem Tod kann man auch das Unwürdige nicht nehmen, wenn man das Sterben durch eine aktive Sterbehilfe beschleunigt, wie es Walter Jens und Hans Küng gefordert haben.

Die Angst der Eltern vor der Aufklärung ihrer Kinder

Der Vater von Elke hatte uns verboten, mit seiner Tochter in ein ehrliches Gespräch zu kommen, und wir hatten uns daran gehalten. Damals waren wir uns allerdings auch noch nicht so sicher, dass unser Konzept der absoluten Ehrlichkeit unbedingt richtig war. Ich möchte noch eine andere Geschichte erzählen, aus der sehr deutlich hervorgeht, dass man sich als Arzt in dieser Frage eine eigene klare Meinung bilden muss:

> Beate war ein 14-jähriges Mädchen, die an einer akuten myeloischen Leukämie erkrankt war, eine Form, mit deren Behandlung wir damals noch große Probleme hatten. Beide Eltern waren Ärzte und lehnten eine Aufklärung ihrer Tochter über ihre Erkrankung strikt ab. Sie hatten während des Medizinstudiums gelernt, dass man die Patienten nicht über die Ernsthaftigkeit ihrer Krankheit informieren darf, und zweifelten nicht an der Richtigkeit dieser Haltung. All meine Versuche, sie zu einem Sinneswandel zu bewegen, scheiterten. Schließlich waren sie so verärgert, dass sie sich jede weitere Diskussion verbaten. In der folgenden Zeit wurde jedoch immer deutlicher, dass Beate mehr ahnte, als ihre Eltern sich das vorstellen konnten, und ich fand es schrecklich,

nicht offen mit ihr sprechen zu können. Sie war sehr zurückgezogen und still, reagierte auf Ansprache zwar freundlich, ließ sich aber auf keine längeren Gespräche ein. Schließlich, auch nach Diskussionen mit meinen Mitarbeitern, hielt ich es nicht mehr aus und machte einen Versuch, mit ihr hinter dem Rücken der Eltern in ein offenes Gespräch zu kommen. Auf meine Frage, ob sie den Namen ihrer Erkrankung kenne (die Eltern hatten zu ihr immer nur über eine Blutkrankheit gesprochen, die bald beseitigt sein würde), verneinte sie dies, fügte aber sofort hinzu, dass sie das auch gar nicht interessiere. Als auch ein zweiter Versuch fehlschlug, stellte ich meine Bemühungen frustriert ein.

Dann kam es zum Rückfall der bis dahin erfolgreich behandelten Leukämie, und ich sprach bei den Eltern wieder die Frage an, ob es jetzt nicht angebracht wäre, Beate über ihre Situation aufzuklären, was sie erneut strikt ablehnten. Bald wurde auch klar, dass keine sinnvolle Therapie mehr möglich war, und so schlug ich den Eltern vor, jede weitere therapeutische Maßnahme, die ja immer mit heftigen Nebenwirkungen verbunden war, zu unterlassen. Auch dies lehnten sie ab, und als ich mich weigerte, einen weiteren (nach unserer Meinung sinnlosen) Therapieversuch zu unternehmen, brachten sie ihr Kind in eine Krebsklinik für Erwachsene. Dort wurde, wie wir später hörten, ein weiterer Versuch unternommen, die Leukämie mit Chemotherapie zu bekämpfen. Dieser schlug fehl, und Beate starb nach wenigen Wochen in dieser Klinik. Für uns hatte die Geschichte einen schalen Nachgeschmack.

Ein Jahr später besuchte uns eine ehemalige Patientin, die längere Zeit mit Beate in einem Zimmer gelegen hatte.

Sie erzählte, dass sie bei einem Ausflug mit ihren Eltern an Beates Wohnort vorbeigekommen sei und spontan beschlossen habe, die Eltern zu besuchen. Sie berichtete über das Gespräch mit ihnen und sagte dann plötzlich: »Stellen Sie sich vor, Beates Eltern denken immer noch, sie hätte keine Ahnung von der Art ihrer Erkrankung gehabt! Dabei haben wir oft nachts darüber gesprochen, und Beate wusste auch, dass sie sterben musste. Sie wusste aber auch, dass ihre Eltern mit ihr darüber nicht reden konnten.« Auf meine Frage, ob sie die Eltern nun davon informiert habe, antwortete sie, dass dies jetzt ja keinen Sinn mehr gemacht hätte. Ihre Schilderung machte mich traurig, weil mein Gefühl, dass Beate reden wollte, richtig gewesen war und ich nichts bei den Eltern erreicht hatte.

Bei Beate war also mein Versuch, hinter dem Rücken der Eltern offen mit ihr zu sprechen, gescheitert. Ich hatte dies eigentlich auch wider besseres Wissen getan, denn mir war schon damals klar, dass die Aufklärung eines Kindes über seine Situation nicht ohne die Einwilligung der Eltern stattfinden darf. Zu diesem Zeitpunkt waren wir auch schon von der Richtigkeit des Konzeptes der Offenheit überzeugt. Aber es kam und kommt immer wieder vor, dass Eltern ihre Einwilligung dazu nicht geben wollen oder können, sei es, weil sie es wie Beates Eltern anders gelernt haben, sei es, weil sie Angst davor haben, dadurch mit ihrem Kind Gespräche führen zu müssen, denen sie sich nicht gewachsen fühlen, oder sei es, weil sie ihr Kind vor schlimmen Tatsachen schützen möchten. Die Geschichte von Beate macht jedoch deutlich, dass auch die Kinder versuchen, ihre Eltern zu schützen, wenn sie spüren, dass die Situation ihnen Angst macht. Es ist erstaunlich, wie viel Kraft die Kinder entwickeln können, um dann ihre Situation allein, ohne die Hilfe der Eltern zu ertragen.

Paternalismus des Arztes versus Autonomie des Patienten

Bis lange nach dem Zweiten Weltkrieg war sich die westliche Medizin, der Tradition der Antike folgend, einig, dass der Patient sich seinem behandelnden Arzt ohne Zögern anvertrauen sollte und dieser die Verantwortung für alles Weitere übernahm. Der Arzt wusste es besser und würde es im Interesse seines Patienten schon richtig machen. Der größte Teil der Patienten hatte wenig Ahnung von dem, was die Medizin leisten oder auch nicht leisten konnte, und bevor in der zweiten Hälfte des 19. Jahrhunderts die rasante Entwicklung der Naturwissenschaften mit einem dramatischen Zuwachs des Verständnisses für die Ursachen von Krankheiten einherging, konnte die Medizin dem kranken Menschen tatsächlich nur sehr begrenzt helfen. Beide Seiten waren mit dem paternalistischen Verhalten des Arztes seinen Patienten gegenüber zufrieden. Es gab wenig Grund für kranke Menschen, an der Richtigkeit dieses Konzepts zu zweifeln. Für die Ärzte war ein derartiges Verhältnis natürlich bequem, sie gaben sich allerdings in der Regel große Mühe, das Vertrauen in sie nicht zu missbrauchen. Das gelegentlich sehr autoritäre Verhalten gegenüber Patienten, für das zum Beispiel der berühmte Chirurg Ferdinand Sauerbruch bekannt war, der von 1928-1949 an der Berliner Charité wirkte, wurde von den meisten Menschen hingenommen, war er doch ein begnadeter Arzt und die Behandlung durch ihn galt als etwas Besonderes. Ich will hier nicht an einer medizinischen Legende rütteln, sondern nur deutlich machen, wie sich das Arzt-Patienten-Verhältnis bis weit in die Mitte des 20. Jahrhunderts gestaltete.

Als aber einige Jahre nach Ende des Krieges bekannt wurde, welche Abscheulichkeiten einzelne Ärzte in den Konzentrationslagern begangen hatten, und auch, dass Ärzte wesentlich an der von der Politik propagierten Vernichtung von »unwertem Leben« und der Zwangssterilisierung von Menschen beteiligt gewesen waren, kamen erstmalig Zweifel an der Lauterkeit der Ärzte auf. Bereits 1949 hatten Alexander Mitscherlich und Fred Mielke eine Dokumentation des Nürnberger Ärzteprozesses 1946/47 zur Verteilung an die westdeutsche Ärzteschaft herausgegeben, aber erst 1960, nachdem der Bericht als Taschenbuch erschienen war, erfuhr eine breitere Öffentlichkeit von den Verbrechen. Es stellte sich heraus, dass nicht nur einige fehlgeleitete SS-Ärzte, sondern außerhalb der Konzentrationslager auch honorige Vertreter der ärztlichen Zunft an den Hochschulen und in den Kliniken daran beteiligt waren, den Rassenwahn der Nationalsozialisten mit allen seinen schrecklichen Facetten umzusetzen. Sie hatten sich freiwillig und aktiv der nationalsozialistischen Ideologie unterworfen, und namhafte Wissenschaftler hatten die Rassenideologie der NSDAP mit geschaffen und vertreten. Der Dehumanisierung der Juden oder der Sinti und Roma durch die Parteipropaganda wurde von medizinischer Seite kaum widersprochen, und sie war sicher eine wesentliche Basis für die Bereitschaft einer großen Zahl von Bürgern, die Vernichtung dieser Bevölkerungsgruppen zu billigen oder sich gar aktiv daran zu beteiligen. Die Kinderheilkunde ist davon nicht auszunehmen: Die Deutsche Gesellschaft für Kinderheilkunde schloss jüdische Ärzte – die damals mehr als 50 Prozent ihrer Mitglieder ausmachten – bereitwillig aus.

Um eine Wiederholung solcher Taten künftig zu verhindern, erstellten ärztliche Gremien Verhaltenskodizes. Es begann eine intensive Diskussion um das ethische Verhalten der Ärzte, und man entwickelte zunehmend ein Bewusstsein dafür, dass auch Ärzte nicht frei von Fehlern sind. Dabei wurde aber auch deutlich, dass nicht erst die Nationalsozialisten die Diskussion um die sogenannte Euthanasie begonnen hatten. Ihre Wurzeln finden sich viel früher: In den USA begann die Auseinandersetzung mit dem Thema bereits gegen Ende des 19. Jahrhunderts. 1920 veröffentlichten der Leipziger Strafrechtler Karl Binding und der Freiburger Psychiater Alfred Hoche das Buch *Die Freigabe der Vernichtung lebensunwerten Lebens*. Indem er bestimmten Menschen das »Menschsein« absprach, vertrat Hoche im Prinzip schon dieselbe Haltung wie später die Nationalsozialisten. Waren bei diesen die Juden Untermenschen, später sogar Ungeziefer, das vernichtet werden musste, so waren es bei Hoche die »unheilbar Blödsinnigen«, bei denen »die Fortdauer des Lebens weder für die Gesellschaft noch für die Lebensträger selbst irgendwelchen Wert besitzt«. Sie befänden sich, wie er »in freundlicherer Formulierung« schreibt, in »Zustände[n] geistigen Todes«, und er folgert daraus, dass ein Toter kein Lebensrecht mehr habe. Beide Autoren wenden sich auch gegen die generelle ärztliche Pflicht zur Lebensverlängerung bei leidenden Sterbenden und plädieren für die Zulassung der aktiven Sterbehilfe.

Im Zuge der öffentlichen Auseinandersetzung mit der Rolle von Ärzten rückten auch die Rechte der Patienten immer mehr in den Mittelpunkt. Dazu trugen sicher auch

Schadensersatzprozesse gegen Ärzte bei, obwohl diese in Deutschland zunächst von der Solidarität der Ärzte untereinander behindert wurden, denen es schwerfiel, einem Kollegen einen Fehler zu bescheinigen, selbst wenn dieser offensichtlich war. In der Folge entwickelte man in den sechziger Jahren eine juristische »Krücke«: die Verurteilung wegen mangelnder Aufklärung. Die setzte jedoch voraus, dass der Patient als mündige Person anerkannt wurde, die von ihrem Arzt Informationen über ihre Krankheit und das geplante diagnostische und therapeutische Vorgehen verlangen konnte. Mangelnde Aufklärung wurde zum Handeln wider die ärztliche Kunst erklärt. Die Unterlassung der Aufklärung über den sicheren Tod dagegen hatte keine juristischen Konsequenzen. Für diesen Tatbestand gibt es bis heute keinen Kläger. In den USA verlief diese Entwicklung schneller als in Europa, auch weil die amerikanische Rechtsprechung den Patienten zunehmend hohe Schadensersatzzahlungen zusprach.

Im Rahmen der Diskussionen über das Verhalten von Ärzten in der Vergangenheit und in der Zukunft sowie über die Rechte des Patienten kam es allmählich zu einer Abkehr vom ärztlichen Paternalismus, wie er seit Hippokrates praktiziert worden war, und es entwickelte sich die Vorstellung vom autonomen Patienten. Es würde den Rahmen dieses Buches sprengen, intensiver auf diese Entwicklung einzugehen. Dennoch erscheint es mir notwendig, die Zusammenhänge kurz anzudeuten, da auch Kinder (und ihre Eltern) als Patienten dem System unterworfen sind. Kindern wurde aber – und wird auch heute noch – das Recht auf Autonomie weitgehend abgesprochen. Sie sind zwar im juristischen Sinne rechtsfähig, das heißt Träger von Rechten und Pflichten, aber bis zur Volljährigkeit sind es im Allgemeinen noch immer die Eltern, die als gesetzliche Vertreter für sie die Entscheidungen treffen müssen. Deshalb wurden Kinder in der Regel nicht darüber informiert, was mit ihnen geschehen sollte. Immerhin hat die Rechtsprechung inzwischen dafür gesorgt, dass Eltern jedem medizinischen Eingriff bei einem Kind zustimmen müssen. Ohne diese Zustimmung gilt der Eingriff als Körperverletzung. Die Aufklärung der Kinder dagegen ist bis heute kein justiziabler Gegenstand. Lediglich bei der Teilnahme an klinischen Studien verlangt das Arzneimittelgesetz inzwischen bei älteren Kindern und Jugendlichen deren Zustimmung, neben der der Eltern.

Viele Ärzte taten sich lange schwer damit, den Patienten als autonomes und mitbestimmendes Wesen zu akzeptieren, mussten sie doch ihre führende Stellung aufgeben und sich in ein partnerschaftliches Verhältnis begeben. Die Verantwortungsethik des Paternalismus wurde durch eine Vertragsethik ersetzt, bei der der Arzt verschiedene Behandlungsmöglichkeiten und deren Vor- und Nachteile erläutert, um dann dem Patienten die endgültige Entscheidung zu überlassen. Hält sich der Arzt konsequent an diese äußeren Rahmenbedingungen, kann die hoch gepriesene Autonomie aber auch zur Last werden, denn nicht selten fühlen Patienten sich verunsichert und überfordert, vor allem wenn es um gravierende Entscheidungen geht, von denen eventuell sogar das Überleben abhängt.

Inzwischen haben viele Ärzte gelernt, mit dieser schwierigen Situation – die Autonomie des Patienten einerseits und seine Hilflosigkeit andererseits – umzugehen. Wenn es dem Arzt gelingt, ein gutes Verhältnis zu seinem Patienten herzustellen, dann wird er auch die Aufklärung so vornehmen können, dass sie für den Patienten nicht zu schockierend ist und dieser trotzdem die wesentlichen Informationen erhält. Viel wichtiger ist, dass er den Kranken in schwierigen Situationen nicht mit der Entscheidung allein lässt, sondern ihn berät, ihm auch seine eigenen Vorstellungen vermittelt und dabei Prioritäten setzt. Das ist keine Rückkehr zum Paternalismus, sondern die unterstützende Grundlage dafür, dass der Patient eine autonome Entscheidung fällen kann. Natürlich kann er die Verantwortung auch teilweise oder ganz an den Arzt seines Vertrauens delegieren, und dieser Aufgabe darf sich der Arzt nicht entziehen.

Das Prinzip der Patientenautonomie gilt auch für Kinder und Jugendliche. Allerdings müssen wir Ärzte uns in jedem Einzelfall erneut Gedanken darüber machen, wie weit ein Kind die Zusammenhänge überhaupt verstehen kann. Es muss mit den Folgen einer Therapie leben, und das gilt natürlich auch für seine Eltern. Deshalb dürfen sie nicht ausgeklammert und ihre gesetzlichen Zuständigkeiten ihnen nicht genommen werden. Das wäre auch nicht im Interesse ihrer Kinder, die sich auf ihre Eltern verlassen möchten. Was die Kinder denken und wollen, kann gelegentlich durchaus im Widerspruch zu den Wünschen der Eltern stehen, aber weder Ärzte noch Eltern haben ein Recht dazu, ihnen ihre Autonomie zu nehmen. Die Versuchung dazu ist groß, haben wir doch mehr Erfahrung und meinen es immer gut mit unseren Patienten. Es kann jedoch gravierende Konsequenzen haben, wenn man den Grundsatz der Autonomie des Patienten nicht berücksichtigt.

Bernd war ein 13-jähriger Junge mit einer akuten lymphoblastischen Leukämie. Nach anfänglich erfolgreicher Behandlung erlitt er einen Rückfall. Auch hier bedeutete eine Knochenmarktransplantation die einzige Überlebenschance für ihn. Er hatte einen älteren Bruder, der als Spender passte und auch bereit dazu war, und nachdem ich sie ausführlich informiert hatte, stimmten seine Eltern sofort einem solchen Vorgehen zu. Darauf beschlossen wir, dass ich ein Gespräch mit dem Jungen führen sollte, um ihm die Situation zu erklären. Wir hatten eigentlich keinen Zweifel daran, dass er froh über diese Möglichkeit sein würde, denn der Rückfall war ein großer Schock für ihn gewesen, hatte er sich doch fast geheilt geglaubt.

Ich ging also zu ihm und erklärte ausführlich die Situation. Bernd hörte aufmerksam zu. Er stellte kaum Fragen, aber es war deutlich, dass er alles sehr gut verstand. Ich wollte schon fast das Gespräch mit den Worten beenden, dass wir das nun also so machen würden, wie ich es geschildert hatte, als er plötzlich sagte: »Ich will nicht. Das können Sie auch meinen Eltern sagen.«

Ich muss gestehen, dass ich geschockt war von dieser unerwarteten Aussage und nicht begreifen konnte, wie er zu diesem Entschluss gekommen war. Ich hatte doch alles so gut erklärt, und die Sachlage war eindeutig. Ohne Transplantation würde er sterben. Ich hatte genügend Erfahrung mit diesem Therapieverfahren und wusste daher, was ich ihm vorschlug. Schließlich hatte ich schon eine größere Zahl von Kindern und Jugendlichen erfolgreich transplantiert und freute mich immer wieder, wenn ich den einen oder anderen, dem wir damit das Leben gerettet hatten, nach längerer Zeit einmal wiedersah. Und jetzt sagte dieser Junge einfach, dass er nicht gerettet werden wollte. Ich erinnere mich, dass ich damals fast beleidigt war. Ich meinte es doch nur gut, und alle Statistiken dieser Welt gaben mir Recht.

Wie konnte er diesen Erfahrungen widersprechen? Auf meine gezielten Fragen nach Gründen für seine Entscheidung schüttelte er immer nur den Kopf und beantwortete sie nicht. Schließlich wiederholte er noch einmal seine ablehnende Haltung, erneut ohne eine Begründung dafür anzugeben, und machte mir deutlich, dass für ihn das Gespräch beendet war.

Ich ging und war böse – auf ihn, weil er mir nicht glauben wollte, auf mich, weil ich ihn nicht von der Richtigkeit meiner Absichten hatte überzeugen können, und auf die Situation, in der ich mich befand, musste ich doch jetzt zu den Eltern gehen und ihnen von meinem Misserfolg berichten. Sie waren entsetzt, denn schließlich wollten sie ja, dass man alles Menschenmögliche zur Rettung ihres Kindes tat. Wir beschlossen gemeinsam, uns nicht mit seinem negativen Bescheid abzufinden, und bemühten uns, gemeinsam und getrennt, den Jungen von seiner »falschen« Entscheidung abzubringen, was uns schließlich auch gelang. Er stimmte der Transplantation zu. Sie verlief zunächst erfreulich glatt, was mich innerlich schon fast triumphieren ließ. Doch dann trat eine chronische Abstoßungsreaktion auf, die gefürchtete immunologische Komplikation einer Knochenmarktransplantation, die sich trotz aller Therapieversuche stetig verschlimmerte, und schließlich starb Bernd, nachdem er noch sehr gelitten hatte.

Ich war wie vor den Kopf gestoßen. Hatte er das geahnt und sich deswegen gegen die Transplantation gewehrt? Möglich ist das schon. Woher eine solche Ahnung kommt, weiß ich nicht und ich werde es auch nie mehr herausfinden. Ich weiß aber heute, dass er um seine Autonomie gekämpft und gegen uns verloren hatte.

Er hatte letztendlich nur seinen Eltern zuliebe zugestimmt, weil er begriff, wie sehr diese unter der Möglichkeit seines Todes litten. Und vielleicht wollte er mir auch einen Gefallen tun, da ich ihn ja bis dahin gut behandelt hatte. Ich hatte medizinisch und rechtlich gesehen alles richtig gemacht. Aber als Arzt hatte ich eindeutig versagt. Ich nahm mir vor, auch in Zukunft zu versuchen, meine Patienten von der Notwendigkeit einer Therapie zu überzeugen, aber niemals sollte es mir wieder passieren, dass ich einen Patienten überredete.

Eltern haben das Recht, von uns zu verlangen, dass wir alles in unserer Macht Stehende versuchen, um ihr Kind zu retten. Die Angst vor dem Verlust ist grenzenlos. Im Fall von Bernd habe ich das Mittel der Überredung angewandt, und er hat schließlich einer Transplantation zugestimmt. Man könnte also sagen, dass ich ihm seine Autonomie gelassen habe. Er hat aber deshalb zugestimmt, weil er merkte, dass seine Eltern und ich mit seiner ablehnenden Haltung nicht zurechtkamen. Und mit meinen Überredungskünsten habe ich ihn derart paralysiert, dass er seine Autonomie nicht bewahren konnte. Als Arzt hätte ich wissen müssen, in welches Dilemma ich ihn mit meinem Vorgehen brachte. Juristisch gesehen habe ich korrekt gehandelt, als Arzt habe ich alles falsch gemacht. Und wenn es gut gegangen wäre? Wahrscheinlich hätte ich mir dann über mein Fehlverhalten gar keine Gedanken gemacht.

Es gibt viele Diskussionen darüber, ab wann man einem Kind seine Autonomie zugestehen soll. Das richtige Alter ist ganz schwer zu bestimmen, denn viele Kinder haben durch ihre schwere Erkrankung einige Lebenserfahrung gesammelt, und ähnlich wie bei den Todeskonzepten ist das Alter kein eindeutiger Maßstab. Man muss in jedem einzelnen Fall versuchen, herauszufinden, was das Kind denkt und weiß. Je jünger es ist, desto schwieriger ist dies. Nach Meinung vieler Wissenschaftler sind Kinder erst ab einem Alter von acht Jahren fähig, in den Entscheidungsprozess mit einbezogen zu werden. Ich denke, es ist besser, sich nicht auf eine solche Zahl festzulegen, sondern in Gesprächen mit dem Kind und seinen Eltern die Situation auszuloten. Dabei muss das gesamte Team einbezogen werden, denn Kinder – ebenso wie Erwachsene – öffnen sich nicht jedem Menschen. Kleinere Kinder vermitteln ihre Vorstellungen oft indirekt, mit Bildern und Geschichten. Man muss zwischen den Zeilen lesen, wenn man ihre Wünsche und Gedanken verstehen will. Nicht immer sagen sie eindeutig, was sie wollen, aber sie senden Signale aus, die wir empfangen müssen und die bedeuten können, dass sie ihre Entscheidung an uns oder die Eltern delegieren möchten. Wenn wir von diesem allgemeinen Grundsatz ausgehen und ihn als richtig akzeptieren, dann fällt es uns auch leichter, im Einzelfall zu verstehen, warum ein Kind nicht autonom entscheiden kann, sei es, weil es zu klein ist, sei es, weil die Situation zu schwierig ist, oder sei es, dass es sich nicht gegen seine Eltern entscheiden möchte. Denn Kinder wollen ihren Eltern gegenüber immer loyal bleiben. Das müssen wir den Eltern manchmal erst verdeutlichen.

Erpressung

Im Lauf der Zeit erkannten wir, dass es eine schlimme Belastung für die schwerkranken Kinder und Jugendlichen bedeutet, wenn ihre Eltern der Offenheit nicht zustimmen, und dass wir die Eltern dazu bringen müssen, ihre Einwilligung zu geben. Einmal habe ich Eltern deswegen erpresst. Kinder sollte man niemals erpressen. Doch wir Erwachsenen neigen immer wieder dazu. Das »Wenn du nicht lieb bist, dann ...« geht uns viel zu leicht von den Lippen. Besonders schlimm ist eine solche Taktik bei kranken Kindern. Vielleicht wird man beim ersten Mal sogar etwas erreichen. Aber das Kind wird es nicht vergessen. Genauso abwegig ist es aber auch, Eltern zu erpressen, wenn man als Arzt seinen Willen durchsetzen will. Und doch habe ich es einmal getan. Ich habe in einer schwierigen Situation Eltern erpresst, um etwas für ihr Kind durchzusetzen.

Petra war ein zehnjähriges Mädchen und das dritte Kind ihrer Eltern. Ihre älteste Schwester war an Leukämie erkrankt und gestorben, als Petra noch ganz klein war. Sie wusste davon. So war es ein großer Schock für die Eltern, als Petra im Alter von knapp acht Jahren ebenfalls an Leukämie erkrankte. Diese Koinzidenz ist selten, aber sie kommt vor, ebenso wie es geschieht, dass zwei Kinder aus einer Familie zu verschiedenen Zeiten tödlich verunglücken. Die Eltern waren mit den behandelnden Ärzten übereingekommen, Petra die Diagnose wegen der familiären Vorgeschichte nicht mitzuteilen. So behandelte man sie also, ohne ihr über die Art der Erkrankung die Wahrheit zu sagen. Petra fragte auch nicht nach dem Namen oder dem Wesen der Erkrankung und war bei der Behandlung stets kooperativ.

Zehn Monate später wurde ein Rückfall der Leukämie festgestellt, und Petra wurde erneut mit einer intensiven Chemotherapie behandelt. Auch diesmal wurde über die Diagnose nicht gesprochen und Petra fragte zur Erleichterung der Eltern auch weiterhin nicht nach. Nachdem die Leukämie wieder verschwunden und eine sogenannte Remission eingetreten war (die Zahl der Leukämiezellen liegt unter der Nachweisgrenze), wurde Petra zu uns zur weiteren Behandlung überwiesen, denn es stand außer Zweifel, dass die Remission nicht lange anhalten, die Leukämie wiederkommen und dann unbehandelbar sein würde. Die einzige Heilungschance bestand in einer Knochenmarktransplantation, und zu diesem Zweck wurde Petra zu uns geschickt. Zum Glück passte ihr Bruder als Spender. Zur damaligen Zeit waren nur wenige Zentren in Deutschland in der Lage, diese Transplantation durchzuführen, und alle hatten Wartelisten. Wir hatten beschlossen, Petra vorzuziehen, weil bei ihr die Zeit drängte.

Die Eltern eröffneten mir die spezielle Familiengeschichte und baten mich, Petra auch jetzt nicht über die Diagnose zu informieren. Ich war etwas verblüfft, denn schon lange hatte ich kein Kind mehr transplantiert, ohne mit ihm offen über alle Probleme zu reden. Immerhin ist dies ein Therapieverfahren, das tödliche Komplikationen zur Folge haben kann. Und ich wollte auch jetzt kein Kind ohne eine adäquate Aufklärung transplantieren. So erklärte ich den Eltern, dass ich ihr bisheriges Verhalten durchaus verstehen könne, dass ich selbst es aber anders gemacht hätte, da ich davon überzeugt sei, dass man Kindern nichts vormachen kann. »Aber, wie dem auch sei«, setzte ich meine Rede fort, »jetzt muss Petra auf jeden Fall alles erfahren.« Die Eltern waren entsetzt, und es entspann sich zwischen uns ein sehr erregtes Gespräch. Ich wollte das Kind unbedingt aufklären, die Eltern lehnten das strikt ab. Alle meine Vorhaltungen, dass Petra nach dem ganzen Verlauf ihrer Erkrankung und der Therapie sicher längst bestens informiert sei, nützten ebenso wenig wie das Argument, dass Petra die Strapazen der Transplantation viel besser überstünde, wenn sie über alles aufgeklärt wäre. Die Eltern blieben bei ihrer strikten Ablehnung und verlangten, dass ich die Transplantation ohne jedes Gespräch durchführen solle. Ich war mir jedoch absolut sicher, dass dieser Wunsch der Eltern falsch war, so sehr ich sie auch verstehen konnte. Und so griff ich schließlich zum letzten Mittel, das mir blieb – Erpressung.

Den Eltern war natürlich bekannt, dass wir zum damaligen Zeitpunkt das einzige Zentrum in Deutschland waren, das ihre Tochter transplantieren konnte, und dass die Zeit drängte. Ich erklärte also, dass ich mich unter ihren Vorgaben weigern würde, Petra zu transplantieren. Die Eltern waren entsetzt. Noch jetzt sehe ich das erschrockene Gesicht der Mutter, erinnere mich an den Zorn des Vaters. Ich bat sie in aller Ruhe, sich die Sache gut zu überlegen, schlug ihnen vor, einen Spaziergang zu machen und in zwei Stunden wiederzukommen. Danach verließ ich das Zimmer. Es war mir gar nicht wohl bei der Sache, obgleich ich immer noch von der Richtigkeit meines Vorgehens überzeugt war. Aber so etwas wie Erpressung gehört eigentlich nicht zu meinem Handwerkszeug beim Umgang mit kranken Kindern und ihren Eltern.

Als wir uns wiedertrafen, war die Stimmung unheilvoll. Die Eltern ließen keinen Zweifel daran, dass sie mich für einen Erpresser hielten, und erklärten, dass sie nur aus Angst um ihr Kind und die dahineilende Zeit nachgäben. Ohne weitere Diskussionen verließ ich den Raum, um das Mädchen zu holen, das die ganze Zeit in einem anderen Zimmer gewartet hatte. Ich ging mit ihr zusammen zu den Eltern und sagte ihr, dass ich zunächst allein mit den Eltern gesprochen hätte, um ihnen alles zu erklären. Ich hätte die Erfahrung gemacht, dass Eltern am Anfang oft für sie wichtige Fragen nicht stellten, wenn ihre Kinder dabei waren, weil sie fürchteten, dass sie ihren Kindern Angst machen könnten. Ich würde aber jetzt versuchen, ihr genau dieselben Informationen zu geben, dabei nichts zu verschweigen und nicht zu lügen. Ich bat sie, mich zu unterbrechen und Fragen zu stellen, wenn sie etwas nicht verstand. Petra nickte nur und sah mich erwartungsvoll und, wie mir schien, sehr skeptisch an. Vielleicht traute sie der versprochenen Ehrlichkeit nicht so recht.

Ich beschloss, den Stier bei den Hörnern zu packen, und fragte sie: »Weißt du eigentlich, was du hast?« »Ja, eine akute myeloische Leukämie«, war die prompte und völlig ruhige Antwort. Dabei sah sie allerdings nicht mich, sondern ihre Eltern an, als wollte sie deren Reaktion auf diese sicher überraschende Aussage sehen. Sie wusste also nicht nur, dass sie eine Leukämie hatte, sondern sie kannte sogar den genauen Typ ihrer Erkrankung, der im Kindesalter sehr viel seltener ist als bei Erwachsenen. Die Eltern erstarrten bei dieser Antwort: »Seit wann weißt du denn das?«, kam schließlich die zögerliche Frage des Vaters, der sich mühsam zu fassen suchte. »Seit einem der ersten Tage im Krankenhaus, als ich zum ersten Mal krank war. Da wurde ich zu einer Untersuchung in die Augenklinik geschickt, und dort hat es ein Arzt zu einer Schwester gesagt. Ich glaube, er hat gedacht, dass ich das nicht höre. Endlich wusste ich, was los war, denn ihr habt mir ja nichts gesagt.« Sie beobachtete weiterhin ihre Eltern etwas ängstlich, als ob sie etwas Schlimmes gesagt hätte. »Ja, warum hast du denn nie etwas gesagt, dass du es weißt?«, fragte nun die Mutter, die sich inzwischen gefasst hatte. Und dann sagte das Kind etwas, was ich nie mehr vergessen werde: »Ich weiß doch, wie viel Angst ihr habt, wo doch schließlich Gisela an Leukämie gestorben ist.« Ihre Stimme klang ein klein wenig verwundert, als ob sie sagen wollte: »Das ist doch wohl logisch. Warum fragst du eigentlich noch?« Das Mädchen hatte also anderthalb Jahre lang sein Wissen für sich behalten und sich ganz allein mit ihrer Erkrankung auseinandergesetzt, nur um seine Eltern zu schützen. Wieder ließ ich die Eltern allein, diesmal aber zusammen mit ihrer Tochter. Und zum ersten Mal seit Beginn der Erkrankung redeten diese drei Menschen sich ihre Angst von der Seele, wie mir die Mutter am nächsten Tag berichtete. Ich habe dann viel mit Petra über die Transplantation gesprochen, und ihre Fragen zeigten, wie viel sie schon über alles nachgedacht hatte. Der Verlauf der Transplantation war nicht ohne Komplikationen. Aber sie und ihre Eltern fanden es unendlich befreiend, dass das schreckliche Theaterspielen nun ein Ende hatte, mit dem sie sich über so lange Zeit voreinander versteckt hatten. So rechtfertigte also der gute Zweck der Offenheit das schlechte Mittel der Erpressung.

Natürlich hatte ich Glück, dass dieser Erpressungsversuch so erfolgreich verlief. Dass aber das Mädchen bereits alles wusste und nur geschwiegen hatte, um ihre Eltern zu schützen, damit hatte ich nicht unbedingt rechnen können. Ich will mir gar nicht ausmalen, was passiert wäre, wenn Petra wirklich nichts gewusst hätte und bei der Mitteilung der Diagnose völlig zusammengebrochen wäre, weil sie nun das Schicksal ihrer eigenen Schwester auf sich zukommen sah. Es ist gut ausgegangen, aber wie ich schon zu Anfang des Kapitels betonte, ist Erpressung im Prinzip keine adäquate Methode.

Wie soll man aber vorgehen, wenn Eltern in eine Aufklärung ihrer Kinder nicht einwilligen? Da wir zunehmend von der Notwendigkeit umfassender Aufklärung überzeugt waren, beschlossen wir, unsere Strategie zu ändern. Sollten Eltern nach ausführlichen Gesprächen bei ihrer ablehnenden Haltung bleiben, würden wir ihnen in Zukunft sagen, dass wir unter diesen Bedingungen die Behandlung ihres Kindes nicht übernähmen und sie sich an eine andere Klinik wenden müssten. Den Eltern wurde dadurch sehr deutlich, wie ernst es uns war, und wir haben nie erlebt, dass jemand in eine andere Klinik ging. Auch die Einrichtung eines Elternhauses, in dem Eltern während der stationären Behandlung ihrer Kinder mit anderen Betroffenen zusammen wohnen und sich über ihre Probleme austauschen können, hat viel zu einem Umdenken beigetragen. Dort gelingt es »erfahrenen« Eltern häufig, die Neulinge davon zu überzeugen, dass offene Gespräche mit den Kindern der richtige Weg sind. Manchmal willigen Eltern scheinbar in die Aufklärung ein, wollen es aber selbst machen. Diesem Vorgehen sollte man misstrauisch gegenüber sein, denn es ist zu erwarten, dass sie dabei all das weglassen, was ihnen selbst Angst macht. Ich schlug den Eltern dann immer vor, das Kind gemeinsam aufzuklären, damit wir alle – vor allem aber die Kinder – dasselbe wissen.

Kinder haben ein Recht auf Autonomie, und die können sie nur einfordern, wenn sie entsprechend informiert sind. Aber manchmal leisten sie großen Widerstand gegen das, was wir mit ihnen tun müssen. Dann sollte man alle Mittel der Überzeugung verwenden, um sie zur Mitarbeit zu bewegen. Erpressen heißt aber, unsere Macht auszuspielen und sie in die Ausweglosigkeit zu treiben. Wir müssen immer daran denken, dass sie gute Gründe haben mögen, die Zusammenarbeit zu verweigern, Gründe, die wir eventuell nicht verstehen können. Kleine Kinder muss man manchmal zu bestimmten Maßnahmen zwingen, weil sie einfach nicht mehr zuhören können vor lauter Angst oder mental noch nicht in der Lage sind, die Zusammenhänge zu verstehen. »Wenn du nicht mitmachst, schicke ich deine Mutter vor die Tür«, ist ein häufig unternommener Erpressungsversuch. Bei einem heftig Widerstand leistenden Kleinkind hilft es tatsächlich manchmal, die Mutter hinauszuschicken, wenn man gar nicht weiterkommt. Denn oft soll das heftige Gebrüll nur dazu dienen, der Mutter zu zeigen, wie schlecht es ihrem armen Kind geht. Aber auch dann sollte man Sätze, die mit »wenn« anfangen, lieber vermeiden und einfach zur Tat schreiten. Auf diese Weise wird das meist verzweifelte Kind nicht vor eine Alternative gestellt, sondern es wird ihm deutlich gemacht, dass eine bestimmte Prozedur notwendig ist und auch die Mutter dem zustimmt, obwohl sie das Kind dabei allein lassen muss. Dies kommt aber erst dann zum Tragen, wenn alles andere nichts fruchtet und trotz großer Geduld eine Kooperation des Kindes nicht erreicht werden kann.

Aber nicht nur Erwachsene erpressen Kinder, sondern viel häufiger geschieht das auch umgekehrt. Die Angst um ihre Kinder macht Eltern und Großeltern zu relativ leichten Opfern. Auch wenn wir die Eltern auf dieses Problem hinweisen und ihnen empfehlen, sich weiterhin ihrem Kind gegenüber so zu verhalten, wie sie es vor der Erkrankung getan haben, fällt es ihnen verständlicherweise schwer, diesem Rat zu folgen. Und die Kinder spüren natürlich die

Angst und Unsicherheit ihrer Eltern und nutzen diese Situation nicht ungern aus. Dabei tun sie eigentlich nichts, was sie nicht immer tun, nämlich auszuprobieren, wie weit sie gehen können. Das ist die normale Art und Weise, wie Kinder lernen, mit ihren Mitmenschen in verschiedensten Situationen umzugehen. Aber was geschieht, wenn den Kindern dann keine Grenzen gesetzt werden?

Der fünfjährige Klaus wuchs bei seiner Großmutter auf, bei der die Mutter das unehelich geborene Kind zurückgelassen hatte, als sie mit einem anderen Mann in eine ferne Stadt ging. Die Großmutter liebte ihren Enkel wie ein eigenes Kind. Ihr Mann war schon vor einigen Jahren gestorben und Klaus wurde zum Inhalt ihres Lebens. Ich denke, dass sie den kleinen Kerl schon immer etwas verwöhnt hat. Als Klaus dann krank wurde und zu uns zur Behandlung kam, erholte er sich rasch, und es ging ihm bald wieder gut. Damals blieben Kinder mit akuten Leukämien während der gesamten Anfangsbehandlung über drei bis vier Monate in der Klinik. Davon wurde auch nicht, wie heute üblich, abgewichen, wenn es den Kindern gut ging und sie keine Probleme mehr hatten. Am Anfang verbrachte Klaus die meiste Zeit im Bett, ließ sich von der Großmutter vorlesen und hörte sich Märchen auf dem Kassettenrekorder an. Bald wurde er jedoch immer aktiver und begann Forderungen zu stellen.

Damals buhlten drei Spielzeugfirmen mit ihren Produkten um die Gunst der Kinder. Mithilfe von Plastikbausteinen und -figuren konnten die Kinder neue Welten aufbauen und ihrer Phantasie freien Lauf lassen. Eine der Firmen hatte ein großes Repertoire an Maschinen und Menschen aus Plastik entwickelt. Die Phantasie der

Hersteller kannte kaum Grenzen, und nun kam noch ein ausgedehntes Weltraumprogramm hinzu. Auch bei den Preisen ließ die Phantasie die Hersteller offensichtlich nicht im Stich. Klaus begann sich für diese Dinge zu interessieren, und schon bald wurde der umfangreiche Katalog dieses Herstellers zu seiner Lieblingslektüre. Und dann begann er, seine Wünsche zu äußern und die Großmutter in die Stadt zum Einkaufen zu schicken. Fast jeden zweiten Tag überredete er die Großmutter, die nicht viel Geld hatte, ihm einen neuen Karton mit Spielzeug aus dieser Serie zu kaufen. Das gestaltete sich für sie nicht nur aus Kostengründen schwierig, die Tübinger Geschäfte hatten auch nicht das ganze umfangreiche Programm aller Firmen vorrätig. Klaus wurde aber sehr ungnädig, wenn die Großmutter mit leeren Händen zurückkehrte, sodass diese ihre Einkaufsreisen in die umliegenden Städte und sogar bis nach Stuttgart ausdehnen musste, um erfolgreich zu sein. Immer mehr Kartons stapelten sich auf dem großen Tisch im Krankenzimmer und nahmen ihn schließlich vollständig ein. Viele davon hatte Klaus nur einmal kurz geöffnet, die innere Verpackung der Einzelteile war in den meisten Fällen noch intakt. Er hatte gar nicht die Zeit gefunden, mit dem Inhalt der neuen Kartons zu spielen, und schließlich war er von der Fülle des Angebotes völlig erschlagen. Unsere Vorhaltungen der Großmutter gegenüber, dass sie ihm doch nicht immer weiter nachgeben solle, ließ sie lange Zeit nicht gelten. Erst als Klaus sich dem Katalog einer weiteren Firma zu widmen begann und dasselbe Spiel aufs Neue beginnen wollte, schien auch die Großmutter zu ahnen, dass er sie mit seinen ständigen Forderungen erpresst hatte, und als sie sah, dass das Ergebnis seiner

Erpressung ihn keineswegs glücklich machte, lehnte sie weitere Käufe ab. Der Protest des Jungen war heftig. Er wollte es nicht akzeptieren, dass die Großmutter ihm plötzlich nicht mehr nachgab. Aber es dauerte gar nicht lange, bis er wirklich mit den neuen Dingen zu spielen begann, und seine Unzufriedenheit verschwand.

Für Klaus war das Wichtigste, zu wissen, ob ihn die Großmutter trotz der Krankheit weiterhin liebte. Mit der Erfüllung seiner Wünsche sollte sie ihm das immer aufs Neue beweisen. Er hat sie mit seinen Forderungen dazu erpresst. Die Tatsache, dass er die Kartons kaum auspackte und immer neue Forderungen stellte, macht dem Beobachter deutlich, dass es ihm gar nicht um das Spielzeug, sondern um die Zuwendung der Großmutter ging. Wahrscheinlich hatte er das Instrument der Erpressung in der Vergangenheit schon öfter erfolgreich bei ihr eingesetzt. Es dauerte lange, bis die Großmutter auf uns hören konnte, vielleicht trug auch die finanzielle Bedrängnis, in die sie durch Klaus' Wünsche gekommen war, zu ihrem Entschluss bei, den Forderungen des Enkelsohnes nicht weiter nachzukommen.

Klaus hat eigentlich nichts anderes getan als das, was andere Kinder in einer solchen Situation auch immer wieder versuchen. Er war kein unverschämter kleiner Kerl, sondern er musste mit der Situation der schweren Erkrankung fertig werden. Und wie so oft hat die große Liebe der Großmutter ihm dies nicht nur einfacher gemacht. Seine Geschichte ist vielleicht ein besonders eklatantes Beispiel für diese Art des Verhaltens, aber ungewöhnlich ist es nicht. Erpressung ist einer der vielen Störfaktoren, die in betroffenen Familien auftreten können und die man nicht auf die leichte Schulter nehmen darf. Das gilt besonders auch dann, wenn es noch Geschwister gibt.

Kinder können Lügen sehr schlecht vertragen, obgleich sie häufig das Theater mitspielen. In Zeiten, als es noch nicht üblich war, den Kindern die Wahrheit über ihre Erkrankung zu sagen, konnten sie mit ihren Eltern oder uns über ihre Probleme nicht reden. Damals blieb für alle Beteiligten nur das Theaterspielen, und meist machten die Kinder das auch brav mit. Nur manchmal, wenn sie es nicht mehr ertragen konnten, versuchten sie, den Eltern die Maske vom Gesicht zu reißen, was ihnen jedoch selten gelang.

Claudia war ein sechsjähriges Mädchen, die jeden Schritt der Therapie brav mitgemacht und sich nie beklagt hatte. Nachdem über längere Zeit alles gut zu gehen schien, entdeckten wir – Claudia erhielt noch immer Chemotherapie – Metastasen, die nicht mehr zu behandeln waren. Ich besprach die Situation mit den Eltern, und wir kamen überein, die sinnlos gewordene Therapie zu beenden. Im Beisein der Eltern erzählte ich Claudia, dass wir jetzt mit den Spritzen aufhören könnten, weil sie nicht mehr notwendig seien. Ich wundere mich noch heute, dass ich an dieser unverfrorenen Lüge nicht erstickt bin. Claudia hasste die Injektionen, Dauerkatheter gab es ja noch nicht, und jede Spritze bedeutete einen schmerzhaften Nadelstich. »Klasse«, rief sie aus, »das müssen wir im Café feiern.« Die Mutter, die nach dem Gespräch mit mir längere Zeit gebraucht hatte, um ihre Tränen zu trocknen und ihre Fassung wieder zu gewinnen, sah mich entsetzt an, sagte dann aber ganz tapfer: »Also gehen wir feiern.« Das Gesicht des Vaters war wie versteinert, als sie sich von mir verabschiedeten. Und ich war heilfroh, dass ich nicht »mitfeiern« musste.

Einige Tage später rief mich die Mutter an und erzählte mir, wie sich der Cafébesuch abgespielt hatte. Nachdem jeder seinen Kuchen bestellt und vor sich stehen hatte, schrie Claudia plötzlich ihre Eltern an: »Was ist nun eigentlich wirklich los? Ihr habt doch gelogen, oder?« Die Eltern gaben es zu und teilten Claudia die Tatsachen mit. Dann weinten alle zusammen und fuhren nach Hause.

Bald machten ihr die Knochenmetastasen zu schaffen, und es war nicht ganz einfach, die Schmerzen zu bekämpfen. Noch hatten wir nicht gelernt, mit hohen Dosen Morphium bei Kindern umzugehen. Claudia und ihre Mutter sprachen auch immer wieder darüber, was wohl nach dem Tod kommen würde, und die Mutter berichtete später, dass Claudia keineswegs in Panik verfallen sei, weder im Café, als sie die bittere Wahrheit erfuhr, noch später bei den sehr intensiven Gesprächen zu Hause. Eines Tages, als sie einmal mehr über den baldigen Abschied gesprochen hatten, weinte die Mutter bitterlich. Da umarmte Claudia sie und sagte: »Du musst nicht weinen, Mutti, dann habe ich doch keine Schmerzen mehr und es geht mir wieder gut. Und irgendwann sehen wir uns wieder.« Alles das und vieles mehr war aber nur möglich, weil Claudia es geschafft hatte, ihre Eltern zur Wahrheit zu bewegen.

Diese Geschichte belegt einmal mehr, wie wichtig es ist, mit Kindern offen über ihre Situation zu sprechen, auch wenn diese ausweglos ist. Ich weiß nicht, was Claudia den Mut und die Sicherheit gab, ihre Eltern zu entlarven. Natürlich kannte sie sie gut und hatte sicher gemerkt, dass sie eine Maske trugen. Vielleicht hatte sie aber auch meine Lüge durchschaut, weil ich dabei wenig überzeugend war.

Zudem zeigte es sich, dass sie sich schon Gedanken über das Leben nach dem Tod gemacht hatte, welches ein Leben ohne Schmerzen sein würde. Und diese Gewissheit wie auch die Hoffnung, dass sie sich wiedersehen würden, versetzte sie in die Lage, ihre verzweifelte Mutter zu trösten. Auch das haben wir in der Klinik oft erlebt, dass Kinder die Kraft haben, ihre eigenen Eltern zu stützen.

3. Aufklärung – Eine Herausforderung für alle Beteiligten

Die »Wahrheit«

»Die Wahrheit, die reine Wahrheit und nichts als die Wahrheit«, dieser Satz ist uns aus vielen Gerichtsfilmen vertraut. Liest man im Lexikon nach, so bezeichnet der Begriff Wahrheit im Allgemeinen die Übereinstimmung einer Aussage mit der Wirklichkeit. Das Gegenteil ist die Unwahrheit, die absichtlich oder unabsichtlich gesagt werden kann. Die Lüge, als Unterbegriff der Unwahrheit, bezeichnet die absichtliche Falschaussage. Der Ausdruck Wahrheit wird auch im Sinne der Wahrhaftigkeit verwendet, also als moralische Kategorie. Ob es eine *absolute* Wahrheit gibt, ist umstritten, ja man ist sich noch nicht einmal einig, was damit gemeint ist. In der Arzt-Patient-Beziehung geht es darum, das Wissen um Tatsachen, aber auch um die mit der Krankheit verbundenen Unwägbarkeiten mit dem Patienten auszutauschen. So haben mir die Lehrer der Klinikschule zusammen mit vielen ehemaligen Patienten zu meinem Abschied ein Sonderheft unserer »Klinikrundschau« gewidmet, in dem sehr viele Patienten erwähnten, wie wichtig es für sie war, dass man ihnen immer die Wahrheit gesagt hat. Eine ehemalige Leukämiepatientin, die inzwischen längst selbst Ärztin geworden ist, schreibt über ihr erstes Zusammentreffen mit mir:

> »Damals, als ich mit meiner Leukämie in die Klinik kam, wusste ich seit zwei Tagen, dass ich Krebs hatte, und war davon überzeugt, in nicht allzu langer Zeit sterben zu müssen. ›Wir werden dir immer die Wahrheit sagen.‹

Dieser Satz hat sich tief in mein Gedächtnis eingegraben. Er schaffte es, mir und meiner Familie wieder Mut zu machen, dass das Leben noch nicht zu Ende war, dass es durch eine Therapie eine reale Chance gab, ja, dass konkret die Aussicht bestand, in etwa einem halben Jahr wieder meine Schule besuchen zu können. Das schien mir sehr greifbar, und ich hatte das Gefühl, das erste Mal seit einer Ewigkeit in der Dunkelheit wieder einen Lichtstrahl zu sehen. Dass Patienten über ihre Erkrankung aufgeklärt werden, ist, wie ich bisher als Ärztin erlebt habe, inzwischen doch meist der Fall. Aber ich denke, wir sollten immer wieder darüber nachdenken, *wie* wir miteinander sprechen. Man ist als Patient so abhängig von den Schwestern und Ärzten, manchmal von wenigen Worten.«

Ich habe in der Einleitung beschrieben, dass ich zu Beginn der Behandlung mit den Kindern und Jugendlichen einen Vertrag abschloss. Die beiden wichtigsten Punkte darin waren: Wir werden niemals lügen, und wir werden dir immer die Wahrheit sagen, auch wenn diese noch so schlimm ist. Wir behandeln also »nicht lügen« und »die Wahrheit sagen« als zwei unterschiedliche Kategorien. Natürlich ist es ganz entscheidend, dass Kinder sich darauf verlassen können, niemals belogen zu werden. Nur so bekommen positive Aussagen wie »es ist alles in Ordnung« auch den gebührenden Stellenwert. Nicht zu lügen beinhaltet auch, dass man alle Fragen ehrlich beantwortet und keine Ausflüchte sucht, denn auch das sind Lügen. Somit weiß der Patient, dass er alles erfährt, wenn er die richtigen Fragen stellt.

Was ist jedoch, wenn ein Patient nicht fragt, entweder, weil er nicht auf die Idee kommt oder weil er die richtige Frage nicht formulieren kann? Hier kommt der zweite Punkt des Vertrags ins Spiel, das Versprechen, immer die Wahrheit zu sagen. Übersetzt heißt das: »Du kannst und sollst alles wissen, was dich angeht, ich verspreche dir, dass ich von mir aus alles sage, was du wissen musst.« Das reicht natürlich weit über das Diktum, nur ehrlich zu antworten und nicht zu lügen, hinaus. Denn es bedeutet, dem Patienten auch Informationen weiterzugeben, nach denen er nicht gefragt hat. Dazu gehört auch die klare Aussage, dass der Patient in absehbarer Zeit sterben muss. Das müsste man nicht ansprechen, wenn er nicht ausdrücklich danach fragt, könnte man einwenden. Der Patient muss sich aber darauf verlassen können, dass das Versprechen, immer die Wahrheit zu sagen, uneingeschränkt für alle im Zusammenhang mit der Krankheit relevanten Informationen gilt. Nur dann kann er sicher sein, dass der Arzt, solange er nichts Gegenteiliges sagt, an eine Überlebenschance glaubt.

Die Frage, woher ich als Arzt weiß, ob ein Patient wirklich alles wissen will, ist in diesem Zusammenhang durchaus berechtigt. Es mag Menschen geben, die lieber nicht wissen möchten, wie es um sie steht, weil es ihnen dann leichter fällt, ihre Illusionen aufrecht zu erhalten und alle Probleme zu verdrängen. Man muss versuchen, das in Gesprächen herauszufinden. Meine Erfahrung hat mich gelehrt, dass dies – zumindest bei Kindern und Jugendlichen – gar nicht so schwer ist. Wenn der Dialog von Beginn der Behandlung an auf Offenheit, Ehrlichkeit und Vertrauen basiert, zeigt sich oft, dass auch die »Nichtfrager« alles wissen wollen, was sie betrifft. Manche Kinder signalisieren jedoch ganz klar, dass sie nicht über ihre Situation reden möchten, und das muss man respektieren. Offenheit und Ehrlichkeit bedeuten nicht, dass man ein sterbendes Kind ständig in Gespräche verwickeln und zum Reden bringen soll. Unausgesprochene Wahrheiten dagegen hindern den Patienten daran, sich mit dem Unvermeidlichen auseinanderzusetzen und Abschied zu nehmen. Nur wenn er weiß, wie es um ihn steht, kann er entscheiden, ob und worüber er reden will. Meiner Erfahrung nach sollte man sich – zumindest bei Kindern und Jugendlichen – nicht zu viele Gedanken darüber machen, ob der einzelne Patient etwas wirklich wissen möchte, sondern sollte getrost von dieser Tatsache ausgehen.

Die oben zitierte Aussage der früheren Patientin macht deutlich, dass es nicht nur um Ehrlichkeit und Wahrheit geht, sondern auch darum, wie diese Wahrheit vermittelt wird. Wichtig ist, dass der Arzt sich trotz aller Routine die Fähigkeit zur Betroffenheit bewahrt. Dazu gehört im Einzelfall auch, ein leidendes Kind in den Arm zu nehmen oder sogar mit ihm zu weinen, wenn man von der Situation überwältigt ist. Hier gilt es, die richtige Balance zu finden zwischen professioneller Anteilnahme und innerer Berührtheit, denn das Kind darf nicht den Eindruck bekommen, der Arzt sei hilflos. Vielmehr soll es das sichere Gefühl haben dürfen, dass es bis zum letzten Atemzug nicht allein gelassen wird. Auch wenn man das sterbende Kind oder den Jugendlichen noch so sehr mag, muss man sich immer daran erinnern, dass es nicht das eigene Kind ist. Der Arzt ist ein Begleiter in unwegsamem Gelände. Er kennt nicht jeden Winkel, aber er ist schon mit vielen Patienten und ihren Angehörigen, die sich seiner Begleitung anvertraut haben, hindurchgegangen und hat sie an besonders schwierigen Stellen an die Hand genommen. Er hat gelernt, die eigene Angst, die auch ihn immer wieder packt, zu beherrschen. Zuhören, Antworten geben und beständiger Beistand bei allen klinischen und menschlichen Problemen sind die

Grundlage dafür, einen Menschen, der dem Tod entgegengeht, begleiten und stützen zu können.

Das Überbringen einer schlimmen Nachricht

Kinderonkologen und Intensivmediziner werden immer wieder zu Unglücksboten – das gehört quasi zum ärztlichen Alltag: Ein Kind ist plötzlich schwer erkrankt oder hat einen lebensbedrohlichen Unfall erlitten, und nun gilt es, den Eltern den Ernst der Situation und das Ausmaß der Bedrohung zu vermitteln. Auf der Intensivstation ist die Sachlage geprägt von dem akuten Ereignis, manchmal hat einer der Eltern den Unfall selbst verschuldet oder andere Familienmitglieder sind ebenfalls schwer verletzt oder getötet worden. Oft werden die Kinder mit dem Notarztwagen eingeliefert, und die Eltern stehen dann vor der Station und erwarten Informationen. Und manchmal ist das verletzte Kind noch im Operationssaal, und die Informationen, die man den Eltern geben kann, sind nur vorläufig. In der Onkologie sind es die Eröffnung der Krebsdiagnose zu Beginn der Erkrankung und später dann eventuell die Mitteilung über einen Rückfall, die der behandelnde Arzt oder die Ärztin vermitteln muss. In der Regel werden die Kinder oder Jugendlichen von einem niedergelassenen Arzt oder einer kleineren Klinik zur weiteren Behandlung in ein kinderonkologisches Zentrum überwiesen, nachdem ein Arzt Verdacht auf das Vorliegen einer Krebserkrankung geschöpft hat. Nicht selten erfahren die Eltern nur, dass es sich um etwas Ernstes handeln könnte und dass das Kind zur weiteren Abklärung in einem solchen Zentrum vorgestellt werden müsse. Wie ernst die Situation ist, wird den

Eltern aber schon dadurch deutlich, dass plötzlich alles ganz schnell geht und das Kind rasch einen Vorstellungstermin und ein Bett in der Klinik bekommt.

Es ist wichtig, dass man zunächst mit den Eltern allein spricht. Oft bekommen die Kinder das mit. Zu diesem Zeitpunkt haben sie aber in der Regel längst begriffen, dass es um etwas Ernstes geht. Deshalb sollte man ihnen klar sagen, dass man zunächst die Eltern allein sehen möchte. Man kann den Kindern erklären, dass die Eltern sicher viele Fragen haben und sich möglicherweise nicht trauen, diese in ihrer Gegenwart zu stellen, weil sie denken, dass dies den Kindern Angst macht. Das verstehen diese gut, aber es ist sehr wichtig, dass man gleichzeitig verspricht, all das, was man den Eltern erklärt, anschließend gleichermaßen auch ihnen selbst zu erläutern. Ich habe den Kindern in diesem Moment immer etwas gesagt, was meiner Meinung nach das Fundament für die weitere Begleitung sein muss: »Du kannst dich darauf verlassen, dass ich dieses Versprechen halte, so wie ich dir auch jetzt schon verspreche, dass wir dich niemals anlügen werden.« Ältere Kinder und besonders Jugendliche wünschen manchmal, von Anfang an dabei zu sein. Es mag sein, dass sie ihren Eltern oder uns Ärzten nicht trauen, es mag aber auch sein, dass sie von Anfang an über alles informiert sein möchten. Es ist wichtig, diesen Wunsch zu respektieren und den Eltern zu signalisieren, dass man dieses Vorgehen für richtig hält.

Manche Ärzte sagen, man sollte den Eltern eine schlimme Diagnose, zum Beispiel einer Leukämie, schonend beibringen. Ich habe mich immer gefragt, wie man das macht. Bedeutet es, dass man schrittweise vorgehen soll und zunächst nur von der Möglichkeit einer Leukämie spricht, obwohl man es schon genau weiß? Oder sagt man, dass etwas Ernstes vorliege und man die Einzelheiten in den nächsten Tagen besprechen möchte, wenn sich Kind und Eltern an das Krankenhaus gewöhnt haben? Nein, eine schlimme Nachricht ist schlimm, daran lässt sich nichts ändern. Aber man kann das Überbringen einer schlimmen Nachricht mit Mut machenden Aussagen kombinieren.

Das erste Gespräch ist wahrscheinlich in vielen Fällen entscheidend für den gesamten weiteren Verlauf der Behandlung. Deshalb ist es wichtig, dass sowohl Eltern als auch Kinder frühzeitig Vertrauen fassen. Dies erreicht man unter anderem, indem man ihnen versichert, dass sie immer fragen können, dass man ihnen helfen will und ihnen auch bei schwierigen Entscheidungen beistehen wird. Anteilnahme zu zeigen und gleichzeitig Mut zu machen, sind wichtige Aspekte im Umgang mit den betroffenen Familien.

Das Erstgespräch mit den Eltern

Das Erstgespräch mit den Eltern ist ein entscheidender Moment. Durch den Krankheitsverlauf, die bisherigen Untersuchungen und die bereits erfolgten Interaktionen mit Ärzten und Schwestern hat sich bei ihnen eine zunehmende Besorgnis aufgebaut, die sich vor dem Gespräch zu massiven Ängsten verstärkt hat. Es ist der Moment, in dem der »allmächtige« Arzt das Urteil verkünden wird, das die Zukunft ihres Kindes wie auch der ganzen Familie bestimmt. »Kann unser Kind wieder gesund werden oder werden wir es verlieren?«, ist die entscheidende Frage, die jetzt vom Arzt beantwortet werden soll.

Das Gespräch sollte in einem ruhigen Raum stattfinden, der eine entspannende Atmosphäre ausstrahlt. Ein unaufgeräumtes Arztzimmer, in dem möglicherweise ein anderer Arzt seiner Arbeit nachgeht, telefoniert oder wichtige Angelegenheiten mit Schwestern bespricht, die dazu ins Zimmer kommen, ist kein geeigneter Ort für ernste Gespräche. Leider haben die Krankenhausplaner in der Vergangenheit auf diese Erfordernisse nie Rücksicht genommen, und so fehlt es oft an geeigneten Räumen.

Das Wichtigste ist also ein ungestörtes Ambiente. Telefone sollten stumm gestellt und Funkgeräte, mit denen der Arzt gerufen werden kann, einer anderen Person anvertraut werden. Ein ständig klingelndes Telefon würde den Eltern vermitteln, dass sie nicht die ungeteilte Aufmerksamkeit des Arztes haben. Der gesprächsführende Arzt sollte den Eltern direkt gegenübersitzen und nicht von ihnen durch einen distanzierenden Schreibtisch getrennt sein. Nur das ermöglicht ihm, wenn notwendig, die Hand der Mutter zu ergreifen oder dem Vater beruhigend die Hand auf die Schulter zu legen, um auf diese Weise durch direkten Kontakt das eigene Mitgefühl zu vermitteln. Der Arzt oder die Ärztin sollte auf eine aufrechte und zugewandte Körperhaltung achten.

Wichtig ist die Überlegung, wer auf medizinischer Seite neben dem verantwortlichen Arzt noch an dem Gespräch teilnehmen soll. Grundsätzlich ist es für die Eltern schwierig, wenn eine größere Zahl von Menschen beteiligt ist, die ihnen zu diesem Zeitpunkt noch völlig unbekannt sind. Sicher ist es notwendig, dass der zuständige Stationsarzt anwesend ist, wie auch eine das Kind betreuende Schwester. Auch die Anwesenheit eines Teammitglieds, das für die psychosoziale Betreuung der Familie zuständig sein wird, kann hilfreich sein. In einer Universitätsklinik ist es natürlich wünschenswert, dass auch ein oder zwei Studenten erfahren, wie ein derartiges Gespräch abläuft. Bei einer größeren Gruppe ist eine Kreissitzordnung empfehlenswert. Auf keinen Fall darf sich jemand im Rücken der Eltern aufhalten. Und schließlich ist es wichtig, dass der Arzt oder die Ärztin alle Teilnehmer einzeln vorstellt und ihre Funktion erklärt. Das gilt auch und ganz besonders für die Studenten. Selten haben Eltern etwas gegen ihre Anwesenheit einzuwenden, wenn man ihnen erklärt hat, dass die Studenten und jungen Ärzte lernen müssen, was eine solche Situation für Eltern bedeutet.

Wenn dann Ruhe eingekehrt ist, sollte man die Eltern zunächst erzählen lassen, was zur Krankenhauseinweisung geführt hat. Hier gilt es, sie zu ermutigen, alles zu berichten, was ihnen wichtig erscheint. Dabei kann man schon wichtige Informationen über ihre Ängste und ihre Schuldgefühle, über ihren Zorn auf den überweisenden Arzt, der vermeintlich oder wirklich etwas übersehen hat, oder über die Familiensituation und das Lebensumfeld der Familie erlangen, ebenso erste Einblicke in die Interaktion zwischen den Eltern. Zuhören ist hierbei das oberste Gebot, und Fragen sollten nur dazu dienen, das Erzählen der Eltern in Gang zu halten oder Unklarheiten in den Aussagen zu erläutern. Die meisten Eltern stellen nicht gleich zu Anfang direkte Fragen, sondern wollen erst einmal dem Arzt erläutern, was geschehen ist. In Äußerungen wie »Unser Kind war doch immer so gesund!«, »Wir haben doch nichts falsch gemacht?«, »Wir sind froh, dass wir noch rechtzeitig gekommen sind« oder »Wir sind doch extra aufs Land in eine saubere Umgebung gezogen« zeigen sich jedoch indirekte Fragen, die man registrieren muss, ohne gleich intensiver darauf einzugehen. Der gemeinsame Weg beginnt ja gerade erst, und es gibt noch viel mehr zu klären.

Es gibt Eltern, die gleich während des Erstgesprächs kluge Fragen stellen, die zu belegen scheinen, dass sie alles Wichtige verstanden haben. Dieser Eindruck täuscht aber fast immer. In der Regel haben die Eltern nur einen Punkt begriffen: »Mein Kind ist schwer krank und wird möglicherweise sterben.« Trotzdem muss man die wesentlichen Fakten auf den Tisch legen, die dann in der Regel in späteren Gesprächen wiederholt werden müssen. Auch auf die Nebenwirkungen der Therapie, die besonders in der Onkologie gravierend sein können, muss man ausführlich eingehen. Dabei sollte man am Anfang auf eine detaillierte Darstellung verzichten, den Eltern aber verständlich machen, dass eine schwere Erkrankung kaum mit einer harmlosen Therapie beseitigt werden kann. Ihnen jedoch Listen mit den möglichen Nebenwirkungen der eingesetzten Medikamente vorzulegen, halte ich für unklug. Die Fülle von möglichen Gefahren verängstigt die Eltern über Gebühr und führt eher dazu, dass sie die Therapie ablehnen. Sie können ja in keiner Weise einschätzen, wie häufig die einzelnen Nebenwirkungen auftreten und was sie letztendlich bedeuten. Ich habe den Eltern immer mündlich erklärt, dass die Therapie gravierend ist und alle Medikamente bestimmte und gelegentlich auch schlimme Nebenwirkungen haben, um die wir wissen und auf die wir achten. Diejenigen, die häufig oder sogar regelhaft auftreten, habe ich ihnen später genau erklärt. Auch auf die mögliche Gefahr schwerer Komplikationen, die sogar zum Tod des Kindes führen können, habe ich die Eltern hingewiesen. Die gleichzeitige Versicherung, dass wir die Therapie schon oft durchgeführt haben und es in der Regel gut ausgeht, ist für die Eltern meist viel wichtiger als die Nennung aller Nebenwirkungen.

Während des Erstgesprächs muss man mit den Eltern

auch darüber sprechen, dass und wie das Kind aufgeklärt werden muss. Man muss sie daran erinnern, dass man dem Kind versprochen hat, nicht zu lügen. Für viele Eltern ist das sehr hart, und manchmal wehren sie sich heftig dagegen. Dann darf man keinen Zweifel daran lassen, dass man ohne umfassende Aufklärung das Kind nicht behandeln kann. Früher war das oft ein sehr schwieriger Prozess, doch heute bieten viele Kliniken den Angehörigen in speziellen Einrichtungen die Möglichkeit, früh in einen Erfahrungsaustausch mit anderen Eltern zu treten, die schon gelernt haben, wie hilfreich die Offenheit ist.

Das Erstgespräch mit dem Kind

Das Erstgespräch mit dem Kind sollte möglichst gleich im Anschluss an das Gespräch mit den Eltern stattfinden. Wenn das Kind im Bett liegt, sollte man als Arzt nicht stehen bleiben, sondern sich auf einen Stuhl an sein Bett setzen – nicht auf das Bett, denn das Bett gehört dem Kind. Bei kleineren Kindern ist es wichtig, dass Mutter oder Vater mit dem Kind direkten Kontakt hat, sodass es sich an ihnen festhalten kann. Deshalb sollten die Eltern sich auf das Bett oder ganz nah in Reichweite des Kindes setzen.

In diesem Anfangsgespräch habe ich mit den Kindern immer eine Art Behandlungsvertrag geschlossen. Der lautete etwa so:

1. Du kannst immer alles wissen, auch wenn es schlimm für dich ist.
2. Wir werden dir immer die Wahrheit sagen und niemals lügen.

3. Wir werden immer versuchen, dich und deine Eltern mit euren Problemen und Schwierigkeiten nicht allein zu lassen.
4. Du wirst nie auch nur einen Tag unnötig in der Klinik sein müssen.

Mehr als das ist eigentlich nicht nötig. Und doch wird dadurch alles ganz anders, wenn nämlich das Kind erfährt, was dieser Vertrag für sein Verhältnis zu den Erwachsenen bedeutet. Es muss nicht mehr fürchten, dass die Eltern mehr schlimme Dinge wissen als es selbst oder dass noch weitere schreckliche ungeahnte Eingriffe oder Behandlungen erfolgen werden, von denen man ihm bisher nichts gesagt hat. Häufig kann man erleben, dass die Kinder dann von sich aus viele Fragen stellen. Wenn man mit den Antworten zögert, kann es sein, dass sie einen an das Versprechen erinnern, nie mehr zu lügen.

Das Einhalten eines solchen Vertrages ist nicht immer einfach. Die Kinder stellen ihre Fragen oft plötzlich und aus dem Zusammenhang gerissen, sodass man sie leicht überhören kann oder versucht ist, sie zu umgehen. Meist fangen sie aber erst dann an zu fragen, wenn sie das Behandlungsteam näher kennengelernt haben und einschätzen können. Beim ersten Gespräch sind viele Kinder erst einmal sehr wortkarg oder sogar stumm.

Lisa kannte ich schon vor ihrer Krankheit flüchtig, sie war die Tochter eines Bekannten. Ihre Eltern kannte ich allerdings ganz gut. Die Familie wohnte in unserer Nachbarschaft, Lisas älterer Bruder ging mit einem meiner Söhne in eine Klasse. Beide Eltern waren Ärzte, und mit dem Vater hatte ich gelegentlich beruflich zu tun. Aber eigentlich begann unsere Bekanntschaft erst nach den Sommerferien, als Lisa gerade zehn Jahre alt geworden war. Sie hatte in den Ferien mehrfach über Bauchschmerzen geklagt, hatte weniger Appetit, und sie hatte sich irgendwie verändert. Ihre Lebhaftigkeit war zwar nicht verschwunden, aber sie sprühte nicht mehr so vor Energie wie früher.

Die Eltern hatten sich immer wieder gegenseitig beruhigt, die Mutter verspürte jedoch zunehmend Angst, ohne dies näher begründen zu können. Schließlich meldete sie sich bei einem ihr gut bekannten Oberarzt unserer Klinik. Die von ihm veranlasste Ultraschalluntersuchung bestätigte, was man schon mit den Händen tasten konnte. In der Lebergegend fand sich ein tumorähnliches Gebilde. Der Arzt rief mich an und bat mich, sofort die Betreuung zu übernehmen. Er selbst hatte aber den Eltern noch nichts gesagt, weil er sich über Art und Ausmaß des Problems nicht sicher war. Ich sah mir die Ultraschallbilder an. Ein Tumor füllte große Teile der Leber aus, im Bereich der Leberpforte, da wo die Blutgefäße und Gallengänge aus der Leber herauskommen oder hineingehen, befanden sich weitere Tumorknoten, und im Bauchraum war freie Flüssigkeit nachweisbar. Alles dies sprach für ein schlimmes Problem.

Als mir Mutter und Tochter gegenübersaßen und mich mit großen, erwartungsvollen Augen ansahen, verstand ich, dass für die Mutter die Tatsache, dass mich ihr Bekannter hinzugezogen hatte, bereits der klare Hinweis auf eine Katastrophe war. Wie sie später sagte, wurden dadurch all ihre Ängste schlagartig bestätigt. Nach einigen Fragen zur Vorgeschichte begann ich behutsam, die Situation zu erklären: Es müsse eine Gewebeprobe entnommen werden, um die Natur des Tumors festzustellen, da davon das weitere Vorgehen abhing. Für Lisa bedeute dies, dass man ihren Bauch aufmachen müsse. Das mache man natürlich in Narkose, sodass sie nichts davon merken würde. Wie so oft in einer derartigen Situation klangen mir meine eigenen Worte irgendwie schal. Das Ganze war einfach furchtbar. Beide, Mutter und Tochter, sahen mich bei meinen Erklärungen die ganze Zeit unverwandt und ohne äußere Erregung an. Auch die Operation schien Lisa nicht zu erschrecken. Der Mutter liefen jedoch einzelne Tränen über die Wangen. Plötzlich stand das kleine Mädchen auf und nahm ihre Mutter in den Arm, so wie eine Mutter ihr weinendes Kind an sich zieht und es tröstend streichelt. Dann fragte Lisa: »Wann werde ich operiert?«, und auf meine Antwort »so rasch wie möglich« nickte sie nur. Auch meine Aussage, dass ich ihr erst hinterher sagen könne, wie es weiterginge, dass ich ihr dies dann aber genau erklären würde, nahm sie kopfnickend – als ob es für sie selbstverständlich war – zur Kenntnis.

Wenn die Krankheit wiederkommt

Die Eröffnung, dass die Krankheit sich verschlimmert hat (in der Onkologie die Information über einen Rückfall), gehört zu den schwersten Aufgaben eines Arztes. Konnte man bei der Erstdiagnose noch guten Gewissens positive Aussagen machen und den Eltern und dem Kind Mut zusprechen, so ist jetzt erst einmal alles dahin. Alles, was das Kind und seine Eltern durchgemacht haben, war umsonst. Die Krankheit ist wieder da, und die Heilungschancen sind jetzt deutlich schlechter, wenn sie überhaupt noch gegeben sind. Wie soll man da trösten? Immer wieder berichten Betroffene, dass der Sturz dann noch viel tiefer sei als bei der Erstdiagnose. Das ist auch verständlich, denn jetzt wissen alle, die Eltern und das Kind, viel mehr als beim ersten Mal. Sie verstehen meist sehr genau, was die erneute Erkrankung bedeutet und was bei einer weiteren Therapie auf sie zukommt. Oder sie wissen aus früheren Gesprächen, dass nach einem Rückfall keine realen Therapieoptionen mehr bestehen.

Wenn man Kindern, deren Tod nun in greifbare Nähe gerückt ist, die Wahrheit mitteilt über das, was in ihrem Körper vor sich geht, so bestätigt man ihnen meist nur etwas, was sie ohnehin schon ahnen oder wissen. Die wenigen Patienten, die nichts ahnen, und bei denen die Metastasen zufällig entdeckt werden, müssen sich darauf verlassen, dass wir unseren Teil des Vertrags erfüllen und auch jetzt nicht lügen. Gerade in dieser unsicheren Situation sind Kinder besonders sensibel und hören die Zwischentöne in unseren Reden oder die Ausflüchte, und sie sehen die Enttäuschung in unseren Gesichtern. Es ist eine Illusion, der sich immer noch viele Ärzte hingeben, dass sie ihre Gefühle vor den Kindern verbergen können. Gerade jetzt müssen die Kinder aber Ehrlichkeit erwarten können, sonst lassen wir sie in der allergrößten Not im Stich.

Auch nach vielen Jahren hat es mich immer noch große Überwindung gekostet, Kindern oder Jugendlichen in dieser Situation gegenüberzutreten. Verzweifelt versuchte ich auf dem Weg zu dem Gespräch, die richtigen Worte für den Anfang zu finden. Manchmal fiel mir plötzlich etwas ganz Wichtiges ein, das sofort erledigt werden musste, und ich bin wieder umgekehrt. Doch meist wurde mir rasch klar, dass ich mich nur vor dem Gespräch drücken wollte, und ich habe entschlossen ein zweites Mal kehrt gemacht.

Dabei muss man oft gar nicht viel sagen, denn die Patienten sehen sofort die Traurigkeit und Enttäuschung in unseren Augen. Manche nicken nur und wirken fast erleichtert, dass jetzt die Ungewissheit vorbei ist. Manche schreien und weinen, sodass man am liebsten davonlaufen möchte, manche nehmen ihre Mutter oder ihren Vater in den Arm. Aber fast alle kommen dann rasch zur Sache. Wie geht es nun weiter? Auf die wichtigen Fragen, die sie dann beschäftigen, und das, worüber sie dann reden wollen, komme ich im Folgenden zu sprechen.

Die wichtigen Fragen

Wenn einem Menschen bewusst wird, dass er bald sterben muss, kommen Fragen auf, die quälend sein können, vor allem, wenn Todkranke keine Antworten finden oder mit niemandem darüber reden können. Im Folgenden will ich die häufigsten Fragen nennen, die Kinder angesichts ihres nahenden Todes stellen:

1. Wie geht das Sterben vor sich und wird es wehtun?
Viele Menschen haben Angst davor, dass das Sterben wehtut. Eine Garantie dafür, dass der eigentliche Sterbevorgang nicht schmerzhaft ist, kann man nicht geben. Ganz sicher aber ist die Frage, ob das Sterben wehtut, eine der zentralen Fragen, die Menschen, die bald sterben müssen, umtreibt.

Ich kann mich noch gut an die Situation erinnern, als mir vor vielen Jahren ein zwölfjähriger Junge zum ersten Mal die Frage stellte, ob Sterben wehtut. Ich wusste nicht, was ich darauf sagen sollte, und zögerte mit einer Antwort. »Professor«, mahnte mich der Junge, »du hast versprochen, dass du niemals lügst.« Offensichtlich hatte er mein Zögern sofort bemerkt. Ich nickte und sagte dann, um Zeit zu gewinnen: »Du weißt ja, ich bin noch nicht gestorben.« Er war etwas ungeduldig über diese Aussage und meinte: »Das weiß ich doch. Aber was denkst du denn?« Diese Frage war für mich die Rettung, und für ihn war es beruhigend, als ich ihm erzählen konnte, dass ich schon häufig am Bett eines sterbenden Kindes gesessen und nie den Eindruck gehabt hätte, dass das Sterben Schmerzen bereitete. »Das ist gut«, stellte er erleichtert fest. Wenigstens hierüber brauchte er sich keine Gedanken mehr zu machen. Auch ihn trieb, wie viele andere, die ich nach ihm erlebte, die Angst vor dem Sterben viel mehr um als die Angst vor dem Tod.

Neben der zitierten eher allgemein gehaltenen Antwort kann man einem Kind auch erklären, dass wir in den letzten Jahrzehnten sehr viel in der Schmerztherapie gelernt haben. Es kann hilfreich sein, mit ihnen über konkrete Schmerzerlebnisse zu sprechen, sie zum Beispiel daran zu erinnern, dass manche Schmerzen gar nicht so schlimm waren, weil sie gute Medikamente dagegen bekamen.

2. *Werde ich allein sein, wenn ich sterbe?*

Darauf kann man den Kindern und Jugendlichen eine sehr klare und verlässliche Antwort geben: Natürlich werden sie nicht allein sein, denn in der letzten Zeit wird immer jemand bei ihnen sein. Dieses Versprechen kann und muss man ihnen geben, ganz gleich, ob sie im Krankenhaus oder zu Hause sterben. Auch die Eltern müssen über dieses Versprechen informiert sein, denn sie sind es, die es zumindest teilweise einlösen müssen. Aber in der Regel wollen sie ihr

Kind ja auch gar nicht allein lassen und jede Minute der letzten Tage festhalten. In manchen Fällen zieht sich das Sterben allerdings sehr lange hin, und es kann passieren, dass den Eltern die Kraft ausgeht. Dann ist es die Aufgabe des betreuenden Teams, sie zu unterstützen.

3. Wann wird es geschehen?

Wir wissen nicht, wann der genaue Zeitpunkt kommt, und deshalb sollte man nie versuchen, sich auf eine exakte Angabe festzulegen. Zu häufig kann man erleben, dass die Dinge anders verlaufen, als man sich das vorgestellt hat. »Ich kann noch vor dir sterben«, habe ich den Kindern immer wieder gesagt, um ihnen deutlich zu machen, dass Angaben auf diesem Gebiet nicht zuverlässig sein können. »Natürlich verstehe ich nur zu gut, dass du einen genauen Zeitpunkt wissen möchtest, um gut vorbereitet zu sein«, habe ich stets hinzugefügt, »aber du weißt ja, dass niemand, der sich in ein Auto setzt, sicher sein kann, dass er die Autofahrt überlebt.« Kinder verstehen fast immer, dass sie es akzeptieren müssen, dass wir den Zeitpunkt ihres Todes nicht festlegen können und dass es falsch wäre, wenn wir es täten.

4. Was kommt nach dem Tod?

Darauf gibt es keine eindeutige Antwort, weshalb man auch niemals versuchen sollte, eine solche zu geben. Kinder und Jugendliche wissen meist, dass es keine verlässlichen Aussagen über ein Leben nach dem Tod gibt. Die verschiedenen Religionen haben Antworten darauf gefunden, aber kein vernünftiger Seelsorger wird behaupten, dass es mit Sicherheit so oder so ist. Wie dem auch sei, es ist eine quälende Frage, auf die man zumindest mithilfe der Phantasie mögliche Antworten suchen kann. Und das kann man mit den Kindern und Jugendlichen gemeinsam tun. Es ist tröstlich, wenn man darüber redet, dass es wahrscheinlich in der anderen Welt keine Schmerzen oder Gebrechen mehr gibt oder dass man den verstorbenen geliebten Großvater dort wiedertrifft.

Die schwedische Schriftstellerin Astrid Lindgren thematisiert in ihrem Buch *Die Brüder Löwenherz* viele dieser Fragen, die Kinder sich in Bezug auf den Tod und das Danach stellen. Wie wenig Genaues man zum Beispiel über das »Wann« sagen kann, zeigt sich in der Geschichte der beiden ungleichen Brüder daran, dass der ältere gesunde Jonathan noch vor dem todkranken Karl stirbt. Was dieses Buch so lesenswert macht, ist die Tatsache, dass die Autorin keine ultimative Wahrheit postuliert, sondern der Phantasie darüber, wie es sein könnte, viel Raum gibt. In Situationen, in denen es Eltern sehr schwerfiel, mit ihren Kindern über ihre Fragen zu sprechen, habe ich ihnen oft empfohlen, dieses Buch erst für sich und dann mit ihren Kindern gemeinsam zu lesen. Es ist sehr hilfreich, wenn man sich mit dem eigenen Kind, das bald sterben muss, über die Brüder Löwenherz unterhält, denn beiden Seiten ist unausgesprochen klar, über wen man wirklich spricht.

5. *Wird man mich vergessen?*

Diese Frage beschäftigt alle Kinder und Jugendlichen, aber nur wenige stellen sie. Nicht nur Erwachsene wollen Spuren in ihrem Leben hinterlassen, die nach ihrem Tod an sie erinnern, sondern auch Kinder.

Felix war ein achtjähriger Junge, bei dem trotz einer Knochenmarktransplantation die Leukämie wiedergekommen war. Wir verheimlichten ihm dies nicht, und er wusste, dass er bald sterben musste. Während seiner Krankheit hatte Felix von Bekannten immer wieder Geld geschenkt bekommen, das er auf ein Sparkonto einzahlte. Inzwischen hatte sich ein erkleckliches Sümmchen angesammelt. Sein Plan war es gewesen, später, wenn die Krankheit für immer vorbei sein würde, eine große Reise damit zu finanzieren. Nun war klar, dass diese Reise niemals stattfinden würde. Es ging ihm schon schlecht und das Ende war nicht mehr weit.

Dann kam ihm eine Idee und er sagte zu seiner Mutter: »Ich möchte, dass du zu jedem Geburtstag von Peter, Elke und Uschi von meinem Geld ein Geschenk für sie kaufst.« Die Mutter versprach ihm, auf diese Weise seine Geschwister zu bedenken. Aber die Angelegenheit war noch nicht abgeschlossen. Etwas bedrückte ihn noch, und zwei Tage später rückte er damit raus: »Irgendwann wird doch das Geld auf meinem Konto aufgebraucht sein, nicht wahr, Mutti?« Nur wenige Menschen können in einer solchen Situation so geistesgegenwärtig reagieren, wie seine Mutter es tat: »Nein, Felix«, sagte sie, »dein Geld wird niemals alle, denn du bekommst ja weiter dein monatliches Taschengeld, das ich dann immer auf dein Konto einzahle. So kann ich dann immer weiter Geburtstagsgeschenke für deine Geschwister kaufen.« Da lächelte Felix und murmelte zufrieden: »Dann wird das Geld nie alle werden.« Auf diese Weise konnte er sich sicher sein, dass er nicht völlig vergessen werden würde.

Kinder möchten – wie Erwachsene auch – nach ihrem Tod nicht vergessen werden. Oft schenken sie deshalb ihren Freunden noch etwas zum Abschied. Eine kleine Marzipanmaus auf einem Marzipanschinken, die die achtjährige

Kerstin mir kurz vor ihrem Tod geschenkt hatte, wird mich für immer an das Mädchen erinnern. Ihre Augen leuchteten, als ich ihr sagte, ich würde das Mäuschen zur Erinnerung an sie aufheben. In meinem Zimmer in der Klinik gab es ein Eckregal, das voller solcher kleiner Geschenke war, und jedes einzelne erinnerte mich an das Kind, von dem ich es geschenkt bekommen hatte. Natürlich waren es nicht nur Abschiedsgeschenke, sondern es gab zum Glück auch kleine Dinge von Kindern, die wieder gesund geworden waren, und die sie mir während ihrer Behandlung geschenkt hatten. Aber den Kindern, die sich für immer verabschieden müssen, sind solche kleinen Geschenke besonders wichtig. Das Mädchen, das mir die kleine Marzipanmaus geschenkt hatte, war kurz vor ihrem Tod noch einmal mit ihrer Mutter in der Stadt gewesen und hatte für jeden von uns ein solches Marzipantier erstanden. »Bitte vergiss mich nicht«, lautet die Botschaft dieser Geschenke, und merkwürdigerweise sind mir mehr Kinder, die gestorben sind, in Erinnerung geblieben, als solche, die geheilt wurden.

Die in diesem Kapitel besprochenen Fragen sind die wesentlichsten, die Kinder und Jugendliche in Bezug auf ihren Tod umtreibt, und sie unterscheiden sich wenig von dem, was Erwachsene in diesem Zusammenhang beschäftigt.

Lisas Großmutter war aus Norddeutschland gekommen, um den Eltern bei der Pflege ihrer bewusstlosen Tochter zu helfen. Da ich über mehrere Monate fast jeden Tag bei Lisa einen Besuch machte – die Familie wohnte in unserer Nachbarschaft –, lernte ich die alte Dame recht gut kennen und schätzen. Ein Jahr nach Lisas Tod traf ich die Mutter des Mädchens zufällig auf der Straße. Nachdem wir eine Weile über Lisa gesprochen hatten, kam die Sprache auch auf die Großmutter. »Es ist traurig. Sie hat Leukämie und ist jetzt zu uns zum Sterben gekommen«, erzählte die Mutter. Ich fragte, ob ihre Mutter sich vielleicht über einen Besuch freuen würde, was Lisas Mutter bejahte.

Am Abend kroch ich dann also wieder einmal durch den Zaun, wie ich es während Lisas langer Bewusstlosigkeit fast jeden Tag getan hatte, um nicht einen großen Umweg machen zu müssen. Lisas Großmutter schien sich über meinen Besuch zu freuen, den ihre Tochter schon angekündigt hatte. Natürlich sprachen wir zunächst über ihren Zustand. Sie hatte zum Glück keine großen Beschwerden, war aber doch schon recht schwach, und man sah ihr die Nähe des Todes an. Und dann sagte sie etwas Verblüffendes: »Wenn Lisa noch vor ihrem Tod hätte reden können, dann hätte sie Sie doch sicher gefragt, ob Sterben wehtut.« Sie sah mich fragend an. Ich begriff, dass das keine Feststellung war, sondern eine Frage, und dass sie eine Antwort darauf haben wollte. Sie stellte noch viele Fragen, und immer tat sie das so, als habe sie sich überlegt, was Lisa wohl gefragt hätte. Und ich beantwortete ihre Fragen stets, indem ich erklärte, was ich Lisa darauf geantwortet hätte.

Die Geschichte macht deutlich, dass die Fragen von Kindern und Jugendlichen ganz elementare Fragen des Menschen im Zusammenhang mit Sterben und Tod sind, und dass es wichtig ist, darüber reden zu können, wenn die Zeit gekommen ist. Das geht aber nur, wenn man vorher ein auf Offenheit basierendes Vertrauensverhältnis schaffen konnte. Wie bereits gesagt, haben Kinder ein sehr feines Gespür dafür, vor welchem Gesprächsthema die Erwachsenen Angst haben, und wenn sie das merken, vermeiden sie ein solches Thema. Deshalb müssen Ärzte und Schwestern bereit sein, mit den Kindern über ihre Fragen zu sprechen. Die besten und wichtigsten Gesprächspartner für Kinder aber sind und bleiben ihre Eltern. Diesen fällt es naturgemäß sehr schwer, mit ihren Kindern über den baldigen Tod und alles, was damit zusammenhängt, zu reden. Man muss sich nur vorstellen, was es für Eltern bedeutet, wenn ihr Kind seine eigene Beerdigung plant. Aufgabe des Behandlungsteams muss es daher vor allem sein, den Dialog, wenn er ins Stocken kommt, wieder in Gang zu bringen. Dabei sollten wir aber nie versuchen, uns zwischen die Kinder und ihre Eltern zu drängen, auch wenn die Versuchung dazu manchmal groß ist.

Aufklärung als kontinuierlicher Prozess

Aufklärung ist niemals ein einmaliges Geschehen, sondern immer ein kontinuierlicher Prozess, ein Dialog, der erst mit dem Abschluss einer erfolgreichen Therapie oder mit dem Tod des Patienten endet. Erst langsam entwickelt sich das Verständnis für die Probleme und manchmal muss eine wichtige Frage wiederholt erörtert werden, was die Geduld sehr strapazieren kann. Aber die Eltern und Kinder haben Angst, und es geht ihnen so viel im Kopf herum, es tauchen immer neue Tatsachen und Geschehnisse auf, und es werden immer neue Fakten an sie herangetragen. Ich habe mir schon als junger Arzt angewöhnt, am Abend, bevor ich nach Hause ging, noch einmal durch alle Zimmer auf der Station zu gehen, um den Eltern und Kindern außerhalb der regulären Sprechstunde, die nur einmal in der Woche stattfindet, die Möglichkeit zum Fragen oder einfach zum Reden zu geben. Am Tag ist manches geschehen, was unklar geblieben ist, jetzt haben sich die Wogen geglättet, und es ist Ruhe eingekehrt. Abends kommen die Väter nach der Arbeit, um ihr Kind zu besuchen. Und so setzt sich die Aufklärung kontinuierlich fort. Dieser Rundgang dauert oft gar nicht lange. Eltern und Kinder haben ja gelernt, dass sie sich Zeit lassen können, weil der Arzt am nächsten Tag wiederkommt.

Bei meiner Tätigkeit in einer Universitätsklinik habe ich es immer wieder einmal erlebt, dass Eltern Angst davor hatten, ihr Kind könnte als Versuchskaninchen für die Forschung benutzt werden. Das sind nachvollziehbare Ängste, deshalb muss man die Eltern darüber aufklären, welcher Art die Forschung ist, die mithilfe der Patienten durchgeführt wird. Wir erklären den Eltern, dass wir annähernd alle Kinder mit Krebserkrankungen im Rahmen von multizentrischen Therapiestudien behandeln. Und nicht selten enthalten die Studien zwei Therapiearme, die miteinander verglichen werden sollen, wobei das Los entscheidet, welcher Arm für ein Kind in Betracht kommt. Ohne Zweifel ist das eine Art Experiment. Es ist wichtig, dass man die Eltern von sich aus auf diese Angst anspricht, denn manche wagen es nicht, solche Fragen zu stellen. Sie haben ein starkes Gefühl der Abhängigkeit und fürchten, dass ein uns gegenüber geäußertes Misstrauen sich nachteilig für ihr Kind auswirken könnte. Es ist wichtig, eine Atmosphäre zu schaffen, in der kritische Äußerungen erlaubt sind.

Ein weiteres Thema, das häufig in den Elterngesprächen angeschnitten wird, ist Geld. Viele Eltern oder andere Angehörige fragen sich, ob das Kind besser und erfolgreicher behandelt werden könnte, wenn sie mehr Geld hätten.

Der Großvater eines sechsjährigen Mädchens, das an einer akuten Leukämie erkrankt war, ein schwäbischer Unternehmer, hatte sehr erfolgreich einen kleinen Textilbetrieb aufgebaut. Seine einzige Tochter hatte weit unter ihrem Stand geheiratet, ihr Mann war ein einfacher Arbeiter in einem anderen Betrieb. Der Großvater hatte mit meiner Sekretärin einen Termin für ein Gespräch vereinbart, hatte ihr aber nicht den Grund gesagt. Nach einem längeren allgemeinen Gedankenaustausch kam er schließlich langsam zur Sache. Er fühlte sich sichtlich unwohl in seiner Haut. Er wisse ja, dass seine Tochter und damit auch sein Enkelkind nicht privat versichert seien, und wie denn die Heilungschancen durch die Behandlung seien. Ich ahnte gleich, worauf er hinaus wollte, doch er wollte sein Ziel offensichtlich auf Umwegen erreichen. Also setzte ich – ich war mir meiner Boshaftigkeit durchaus bewusst – zu einem langen allgemeinen Vortrag an, der schließlich damit endete, dass ich die Heilungschancen für seine Enkeltochter als sehr gut bezeichnete. Er wurde während meiner Ausführungen zunehmend unruhiger und rutschte auf seinem Stuhl hin und her. Ob es denn noch eine bessere, eventuell erfolgreichere Therapie gäbe, wollte er dann wissen. Ich verneinte dies wahrheitsgemäß und ließ ihn weiterschmoren, obwohl ich wusste, dass er noch nicht zufrieden war.

Schließlich sagte er, er habe gehört, dass es gute, aber teure Medikamente gebe, die die Pflichtversicherung nicht bezahle. Natürlich wollte er eigentlich wissen, ob er mit Geld für seine Enkeltochter eine bessere Therapie kaufen könnte. Offensichtlich bereitete ihm diese Vorstellung aber Unbehagen, und ich erinnerte mich daran, dass seine Tochter mir erzählt hatte, ihr Vater habe ihr bei der Hochzeit erklärt, dass er nicht bereit sei, ihren Lebensstandard durch irgendwelche Geldzuwendungen zu verbessern. Offensichtlich war meinem Gegenüber das Geld sehr wichtig. Da er nach wie vor die ihn offensichtlich allein interessierende Frage nicht direkt stellte, ließ ich ihn noch eine Weile zappeln. Schließlich sagte ich: »Ihre Frage ist doch, ob ich mehr für Ihre Enkeltochter tun kann oder will, wenn Sie mir Geld geben. Das ist eindeutig nicht der Fall. Aber ich mache Ihnen einen Vorschlag: Ich schreibe eine Privatrechnung für Ihre Enkeltochter, die Sie dann bezahlen. Dann haben wir beide etwas davon. Ich bekomme das Geld, was ich immer gebrauchen kann, und Sie haben das sichere Gefühl, dass Sie für Ihre Enkeltochter alles getan haben.« Sofort erhob er sich sichtlich erleichtert und sagte freudestrahlend: »Oh, das braucht es nicht!« Und ohne ein weiteres Wort verschwand der schwäbische Großvater aus meinem Zimmer, und ich habe ihn nie wieder gesehen. In diesem Fall war ich offensichtlich sehr überzeugend.

Diese Episode war eigentlich lustig, weil der alte Knabe auf so hinterlistige Weise herauszufinden suchte, ob er sich von seinem Geld trennen müsste, damit seine Enkeltochter besser behandelt werden würde. Der Gedanke behagte ihm offensichtlich gar nicht. Aber das Problem, das seinem Verhalten zugrunde lag, ist alles andere als lustig. Viele Eltern beschäftigt diese Frage, und sie haben Angst, dass ihr Kind aus Geldgründen nicht optimal behandelt wird. Auch dieses Problem habe ich in der Regel von mir aus angesprochen, weil es für die Eltern heikel ist. Meistens habe ich dann zu den Eltern gesagt: »Selbst wenn Sie Vorstandsmitglied eines Großkonzerns wären, könnte ich Ihr Kind nicht besser behandeln.« Ich muss gestehen, dass ich diese Aussage immer mit einem gewissen Gefühl der Befriedigung gemacht habe, bedeutet es doch, dass wir in einem Land leben, in dem Ärzte (noch?) für jedes Kind alles tun können, was notwendig ist, und das unabhängig von der Finanzkraft der Eltern. Ich habe auch den Studenten oft gesagt, dass das Schicksal der Patienten in unserem Gesundheitssystem ganz entscheidend von den Fähigkeiten des Arztes abhängt, in dessen Behandlung sie kommen, und nicht von der Art ihrer Versicherung. Es sei also ihre Aufgabe, sich eine entsprechende Kompetenz zu erwerben. Leider habe ich aber zunehmend das Gefühl, dass dies nicht mehr uneingeschränkt gilt.

Oft drehen sich die Gespräche mit den Eltern auch nur um den Alltag. Auf diese Weise lernt man Eltern und Kinder gut kennen, und sie fassen Vertrauen. Bei meinen Mitarbeiterinnen und Mitarbeitern hatte ich den Ruf, mit den Eltern unendlich viel (zu viel?) Geduld zu haben. Aber wie würde ich mich bei meinem eigenen Kind verhalten? Am Anfang habe ich mir manchmal diese Frage gestellt, später brauchte ich das nicht mehr, denn ich hatte verstanden, dass Verfügbarkeit und Geduld des Arztes wichtige Faktoren für seine Patienten und deren Angehörige sind. Eine Mutter sagte einmal zu mir, ich mache immer den Eindruck, als habe ich unendlich viel Zeit. Das war natürlich überhaupt nicht der Fall. Aber es war ein großes Kompliment, denn ich hatte offensichtlich gelernt zu erkennen, wann es nötig war, für die Patienten da zu sein und ihnen meine ungeteilte Aufmerksamkeit zu widmen.

Der kontinuierliche Dialog hat einen weiteren Vorteil, den man nicht unterschätzen sollte: Obgleich auch bei uns manches schiefging, kam es in all den Jahren nie zu einem

Prozess. Fehler passieren in jeder Klinik, und wer behauptet, er habe noch nie einen Fehler begangen, hat einen Wahrnehmungsdefekt. Aus Fehlern kann man nur lernen, und schon deshalb ist es gut, wenn man im Team darüber redet und berät, wie man eine Wiederholung verhindern kann. Oft ist es eine Verkettung unglücklicher Umstände, die zu einem Fehler führt, und nicht selten sind mehrere Mitarbeiter daran beteiligt. Dem Leiter eines Teams sollte es ein Anliegen sein, eine Atmosphäre zu schaffen, die es den Mitarbeitern leicht macht, einen Fehler einzugestehen. Fast alle Ärzte und Schwestern in der Kinder- und Jugendmedizin sind sehr engagiert. Passiert ihnen bei einem Kind ein Fehler, sind sie in der Regel selbst so betroffen und voller Schuldgefühle, dass man als Chef gar nicht viel sagen muss. Sie lautstark und mit harten Worten zur Rechenschaft zu ziehen, ist meist völlig unnötig und wirkt eher kontraproduktiv. Nur wenn man Hinweise auf Nachlässigkeiten hat, muss man hart durchgreifen, denn das ist dann eine Gefahr für die Patienten. Das habe ich jedoch zum Glück nur sehr selten erlebt.

Wie verhält man sich aber gegenüber Eltern und Kindern, wenn ein Fehler passiert ist? Auch hier muss der Vertrag gelten, das heißt, es darf nicht gelogen werden. In der Regel reagieren die Eltern erstaunlich verständnisvoll. Schlimm wird es nur dann, wenn sie durch Zufall von einem Fehler erfahren, der bei ihrem Kind passiert ist. Das Vertrauen in das Team, das so unendlich wichtig ist, wird zerstört, und das ist kaum wieder gutzumachen. Es ist kein einfacher Gang, wenn man den Eltern einen Zwischenfall mitteilen muss. Aber die Erleichterung im Nachhinein ist vergleichbar mit der, die man als Kind verspürte, wenn man ein Ungeschick gebeichtet hatte.

Ein anderer Punkt ist mir in diesem Zusammenhang noch wichtig. Das ist die Mitteilung von Untersuchungsbefunden während der Therapie. Zahlreiche Kontrolluntersuchungen begleiten die Behandlung. Häufig werden sie nur zur Sicherheit durchgeführt, und die Ärzte erwarten keine aufregenden Befunde. Eltern und Kinder können das aber häufig nicht richtig einschätzen. Und nicht selten sind es auch Untersuchungen, die das Wiederauftreten der Leukämie bzw. das Wachsen eines Tumors oder einer Tochtergeschwulst zeigen könnten. Viele Ärzte halten es nicht für notwendig, den Betroffenen einen Normalbefund rasch mitzuteilen. Ich will es drastisch ausdrücken: Ich halte es für unverzeihlich, wenn man solche Befunde nicht möglichst schnell an die Eltern und das Kind weitergibt. Zeitmangel kann man in diesem Fall nicht gelten lassen, denn die Mitteilung, dass der Befund in Ordnung ist, ist eine Sache von wenigen Minuten. Man kann einen anderen Mitarbeiter bitten, die Nachricht, auf die fast immer dringend gewartet wird, zu überbringen. Jeder, der schon einmal auf einen Untersuchungsbefund gewartet hat, der potenziell eine schlimme Nachricht bedeuten kann, wird meinen Unmut über ein derartiges Verhalten nachempfinden können.

Geschichten nach dem Tod

Wie nachhaltig wirksam das Prinzip der umfassenden Aufklärung ist, zeigt sich in vielen Begegnungen mit Eltern nach dem Tod ihres Kindes.

»Das Beste, was Sie überhaupt getan haben, ist, das Sie wirklich niemals gelogen haben«, sagte einmal eine Mutter zu mir. Bei ihrem damals achtjährigen Sohn war nach einer Knochenmarktransplantation erneut ein Rückfall seiner Leukämie aufgetreten. Da dies sehr bald geschehen war, sahen wir keine Möglichkeit der Behandlung mehr. Andreas wusste das auch. Trotzdem sagte er eines Tages zu dem ihn betreuenden Arzt: »Du musst mich eben einfach noch mal transplantieren!« Der Arzt erklärte ihm, warum das nicht möglich war. »Heißt das also, dass ich sterben muss?«, fragte der Junge. Als der Arzt dies bestätigte, ging Andreas zu seinen Eltern, um wichtige Dinge mit ihnen zu besprechen. Er verteilte sein Geld und sein Spielzeug an seine Freunde und Geschwister und beschloss, wen er alles noch einmal sehen wollte. Für die Eltern waren diese gemeinsame Zeit, die ihnen noch geblieben war, und Andreas' Aktivitäten sehr wichtig. Es ermöglichte ihnen, Abschied von ihm zu nehmen und den Tod ihres Kindes als Teil ihres gemeinsamen Lebens zu erfahren. »Das wäre alles ohne die Offenheit nicht möglich gewesen«, schloss die Mutter ihren Bericht.

Die Mutter eines bei seinem Tod 15-jährigen Jungen fragte mich bei einem Besuch lange nach dem Tod ihres Kindes: »Machen Sie es immer noch so, dass sie den Kindern sagen, wenn sie sterben müssen?« Ich war etwas überrascht über diese Frage, denn ich erinnerte mich noch sehr gut, wie sehr sie sich dagegen gewehrt und dann fast wütend den Widerstand aufgegeben hatte, so dass ich mich beinahe unsicher fühlte, ob umfassende Aufklärung in diesem Fall richtig gewesen war. Als ich ihre Frage bejahte, sagte sie: »Das müssen Sie auch unbedingt weiter so tun. Nur dadurch habe ich mit Peter noch unendlich viel reden können, und wir waren uns in der Zeit bis zu seinem Tod sehr nahe. Und Sie werden es nicht glauben, aber er hat uns oft getröstet, wenn wir verzweifelt waren.« Es fiel mir nicht schwer, ihr das zu glauben, denn ich hatte Ähnliches schon häufig von anderen Eltern gehört. Und dann setzte sie noch ganz leise etwas hinzu, und ich war nicht sicher, ob es für mich bestimmt war oder nur die Feststellung einer für sie unumstößlichen Tatsache: »Ohne das, was da noch zwischen uns geschehen ist, könnte ich nicht mehr weiterleben.« Für mich war diese Feststellung ein Geschenk, denn auch als Arzt braucht man gelegentlich die Bestätigung, dass man etwas richtig gemacht hat.

Dieser Austausch zwischen Angehörigen und Behandlungsteam nach dem Tod eines Kindes ist für beide Seiten sehr fruchtbar. Den Eltern geben solche Gespräche Gelegenheit, die Zeit der Krankheit noch einmal Revue passieren zu lassen. Dabei kommen oft noch ungeklärte Dinge zur Sprache. Für das Behandlungsteam bieten die Rückmeldungen der Eltern sowohl Bestätigung als auch die Möglichkeit, seine Arbeit kontinuierlich zu verbessern.

4. Der Umgang mit den Angehörigen

Kinder haben Eltern

Diese Aussage klingt banal, beschreibt aber in Kurzform die Welt des Kinderarztes. Seine Patienten sind eben nicht nur die Kinder selbst, denn die schwere Erkrankung eines Kindes ist immer die Krankheit einer ganzen Familie. Der Kinderarzt muss sich genauso intensiv wie mit dem kranken Kind auch mit dessen Eltern befassen und sie betreuen. Die optimale Begleitung der Kinder und Jugendlichen kann nur gemeinsam mit der Begleitung der Eltern geschehen, die eine entscheidende Rolle im Leben ihres Kindes spielen und auf deren Unterstützung die Kinder im Falle einer schweren Erkrankung besonders angewiesen sind.

Eltern haben Angst um ihre Kinder, und damit müssen Kinderärzte umgehen können. Manchmal reagieren Eltern aufgrund ihrer massiven Ängste aggressiv. Das muss man als Arzt immer im Hinterkopf behalten, denn Konfrontationen sind nie hilfreich. Natürlich hat man als Arzt manchmal sehr wohl auch einen Grund, beleidigt zu sein. Aber die Angst ist eben ein schlechter Ratgeber für die Eltern. Wir sollten uns als Ärzte sehr darum bemühen, ihr Vertrauen zu gewinnen, und deshalb auch immer daran denken, dass sie Zeit brauchen, um mit der Situation fertig zu werden. Wenn man sich dessen bewusst ist, kann man in der Regel auch die notwendige Geduld aufbringen. Man sollte in jedem Fall immer zunächst von einem Ausnahmezustand als Ursache für Aggressionen und schlechtes Benehmen ausgehen. Ich habe Fälle erlebt, in denen Eltern sich zwar gegenüber den Ärzten zusammennahmen, das Pflegepersonal jedoch ausgesprochen schlecht behandelten. Diesen Eltern versuchte ich dann zu erklären, dass ihr Verhalten unangemessen ist. Es war zum Glück nur sehr selten notwendig. Meine Mitarbeiter hatten allerdings manchmal den Eindruck – und sagten mir dies gelegentlich auch –, dass ich zu viel Geduld mit den Eltern hätte. Ich habe mich dadurch nie beirren lassen, was sich langfristig immer auszahlte.

Bei schwerkranken und in ihrem Überleben bedrohten Kindern und Jugendlichen ist es wichtig, dass man am Anfang alles tut, um das Vertrauen der Eltern zu gewinnen. Dies ist die Basis für alles, was dann kommt, und sie wird in schwierigen Situationen den Kindern helfen, mit ihren jeweiligen Problemen fertig zu werden. Man kann dieses Vertrauen nicht immer gleich bei der ersten Begegnung aufbauen, es sind viele weitere Gespräche nötig, die unter anderem immer zum Ziel haben, vertrauensbildend zu sein. Und auch dieses Vertrauen wird manchmal Bewährungsproben ausgesetzt. Immer wieder sollte man den Eltern Mut machen, alles zu hinterfragen. Bei krebskranken Kindern ist es fast die Regel, dass Freunde und Verwandte mit vielen Vorschlägen kommen, die helfen sollen, jedoch die Eltern nicht selten massiv verunsichern. Sie haben irgendwo von Wunderheilungen gelesen, bestimmte Gazetten sind voll von Berichten über die Erfolge alternativer Methoden, und Kliniken im Ausland haben möglicherweise Spezialisten und Behandlungsmethoden, die unseren überlegen sind. Es hilft, wenn man die Eltern frühzeitig darauf anspricht und sie ermutigt, all diese Anregungen vorzubringen, damit man darüber reden kann. Und man muss auch überzeugend erklären können, dass man nicht beleidigt ist, wenn Eltern zusätzlich zu einem anderen Arzt oder einem Naturheilkundler gehen. Sie wollen einfach sicher sein, dass sie nichts versäumt haben. Man sollte ihnen sogar bei der Suche nach weiterer kompetenter Beratung helfen. Das zeigt ihnen, dass man sich nicht vor einer Kontrolle scheut. Die meisten sogenannten Alternativmethoden sind der Onkologie bekannt, und man kann erläutern, warum man sie nicht verwendet. Und wenn man eine Methode nicht kennt, sollte man versprechen, sich zu erkundigen, weil man gern etwas Neues, Erfolgreiches kennenlernen möchte. Hilfreich ist auch, den Eltern zu erklären, warum man gewisse Methoden nicht einsetzt. Und wenn man merkt, dass sie unbedingt auch noch alternativmedizinische Methoden neben denen der Schulmedizin versuchen wollen, schafft es Vertrauen, wenn man sie dabei unterstützt. Bei uns hat es sich sehr bewährt, die Eltern in eine anthroposophische Klinik zu schicken, in der die Ärzte sehr genau wissen, was wir tun, und die Eltern ermutigen, auf uns zu hören, während sie zu gegebener Zeit noch zusätzliche Verfahren anwenden.

Eine weitere vertrauensbildende Maßnahme ist die Versicherung, dass die Eltern alle – und das heißt wirklich alle – Untersuchungsergebnisse erfahren dürfen. Die Krankenakte ihres Kindes trägt keinen GEHEIM-Stempel. Dazu gehört auch, dass man den Eltern mitteilt, wenn man sich selbst nicht sicher ist, wie man einen Befund beurteilen bzw. welche Konsequenzen man daraus ziehen soll. Ungute Gefühle, die auf der eigenen Erfahrung beruhen, sollte man allerdings für sich behalten, solange man keine Belege für deren Richtigkeit hat. Das Schlimmste, was man aber tun kann, ist zu sagen, man habe schon lange gewusst, dass das Kind nicht überleben würde. Man muss nur kurz darüber nachdenken, wie man sich selbst fühlen würde, wenn ein Arzt sich so verhielte.

Der Arzt eines Kindes, dessen ebenfalls schwer erkranktes Geschwister später bei mir in Behandlung war, sagte nach dem Tod des Kindes zu dessen Mutter: »Wir haben schon länger gewusst, dass das Kind an einem unheilbaren Immundefekt litt«, und meinte das offensichtlich als Trost. Die Mutter war jedoch wie vor den Kopf gestoßen. Sie hatte während der Krankheit halbtags gearbeitet, weil sie die Lebensbedrohung nicht ahnte und das Gefühl hatte, ihr Kind sei in der Klinik gut aufgehoben. Sie hatte noch Jahre später Schuldgefühle, weil sie ihr sterbenskrankes Kind allein gelassen hatte, und war den Vertretern unseres Berufes gegenüber misstrauisch, was ich trotz unseres im Prinzip guten Verhältnisses bei der Betreuung ihres zweiten Kindes immer wieder zu spüren bekam.

Man muss nach Möglichkeit immer zu einem Gespräch bereit sein, wenn Eltern das möchten. Die Dringlichkeit, mit der manche Eltern ihren Gesprächsbedarf an den behandelnden Arzt herantragen, kann im Hinblick auf die vielen anderen Dinge, die im Klinikalltag erledigt werden müssen, mitunter etwas anstrengend sein. Aber wenn sie erst einmal Vertrauen gewonnen haben, verkraften sie es meist auch, wenn man sie auf einen baldigen Termin vertröstet. Wenn sie dennoch auf einem sofortigen Gespräch beharren, sollte man darüber nachdenken, was der Grund für diese Dringlichkeit sein könnte, und entsprechend Prioritäten setzen. Manche Eltern haben die Angewohnheit, bei bestimmten Problemen jeden im Team nach seiner Meinung zu fragen. Zudem versuchen viele Eltern, sich zusätzliche Informationen zu besorgen, vor allem, seit es das Internet gibt. Dafür sollte man vor dem Hintergrund der Ängste der Eltern Verständnis zeigen, ihnen jedoch auch klar machen, dass ein solches Vorgehen auch zu Problemen führen kann, denn die ständigen neuen Informationen können sehr widersprüchlich sein. Ich habe Eltern und Kindern immer erklärt, dass manchmal zwei Menschen dasselbe meinen, und es klingt doch ganz unterschiedlich. Auch im Team kann es unterschiedliche Meinungen geben. Ich habe die Eltern immer aufgefordert, solche Diskrepanzen zu hinterfragen, denn nur dann haben wir die Möglichkeit, Fehler zu korrigieren. Und hat man Fehler gemacht, muss man sie zugeben können, auch wenn das schwerfällt.

Das Vertrauen wird besonders am Ende manchmal auf eine harte Probe gestellt, wenn die Eltern nicht aufgeben können. Auch hierfür braucht man viel Geduld, denn eine Therapie gegen den Willen der Eltern nicht mehr fortzusetzen, kann für das Kind ein großes Problem sein, da es für dieses extrem wichtig ist, dass die Eltern stabil bleiben, um es weiter unterstützen zu können. Es ist der kontinuierliche Dialog, der das Vertrauen der Eltern in uns Ärzte erhält. Auf diesem Gebiet machen leider immer noch viele Ärzte Fehler und wundern sich dann, dass die Eltern die Klinik wechseln oder dass es bei einem Misserfolg zu einem Gerichtsverfahren kommt.

Kinder und ihre Eltern sind eine Einheit, wozu natürlich auch die Geschwister und sogar die Großeltern gehören. In der Kinderheilkunde schließt ein gutes Arzt-Patienten-Verhältnis also immer die gesamte Familie mit ein. Deshalb ist der Betreuungsaufwand in diesem Bereich sehr groß, nicht nur weil die ärztlichen Prozeduren oft viel mehr Zeit benötigen als bei erwachsenen Patienten, auch der Zeitaufwand für Gespräche ist viel größer. Das wird leider häufig vergessen, beispielsweise wenn es um die Kosten in der Kinderheilkunde geht.

Geschwister

Die Beschäftigung mit den Geschwistern kranker Kinder war in der Vergangenheit kein Thema. Auch heute wird das allzu leicht vergessen, da man ja in der Klinik andere Dinge im Kopf hat und einem das kranke Kind viel näher ist.

Vor einigen Jahren meldete mir meine Sekretärin den Anruf eines Pfarrers, der mich sprechen wollte. Sein Name sagte mir nichts, aber ich bat sie, das Gespräch durchzustellen. Der Anrufer sagte: »Sie werden sich an meinen Namen nicht erinnern, die Geschichte mit meinem Bruder ist schon so lange her.« Als ich nichts entgegnete, fuhr er fort: »Mein Bruder hatte eine Leukämie und wurde in Ulm behandelt. Sie waren damals auch beteiligt. Karl, mein Bruder, starb damals in der Klinik.«

Und plötzlich stand mir Karl wieder vor Augen. Es war 30 Jahre her, dass er gestorben war. Doch als der Bruder weitersprach, kamen die Erinnerungen. Eine Kollegin hatte Karl damals behandelt. Sie war noch nicht bereit, den Kindern etwas über ihre Erkrankung zu sagen. Karls Mutter war an Krebs gestorben, als er ein Kleinkind war, und der Vater hatte wieder geheiratet. Karl hatte, wie er mir eines Nachts erzählte, ein gutes Verhältnis zu seiner Stiefmutter. Ich hatte nämlich immer nur im Nachtdienst mit ihm zu tun. Karl konnte nicht mehr erfolgreich behandelt werden und lag praktisch im Sterben, das sich aber über viele Wochen hinzog. Er litt sehr unter Knochenschmerzen, und so wurde es in immer kürzeren Abständen notwendig, ihm Morphium zu spritzen. Die Dauerinfusion, wie wir sie heute erfolgreich verwenden, um bei gleichzeitiger besserer Schmerzstillung die Entwicklung einer Sucht zu verhindern, war damals noch nicht bekannt. So musste ich ihm nachts immer wieder Morphium spritzen, und es blieb nicht aus, dass wir uns unterhielten.

Mir wurde bald klar, dass der Junge offensichtlich sehr wohl wusste, wie es um ihn stand. Ein- oder zweimal war ich am Abend auch seinem Vater, einem evangelischen Pfarrer, begegnet, und wir hatten uns unterhalten. Als ich ihn wieder einmal traf, sagte ich ihm, dass sein Sohn meiner Meinung nach viel mehr wisse und ich es für gut befände, wenn er mit ihm über das Sterben reden würde. Er war geschockt, verbat sich diese Einmischung in seine Angelegenheiten und beschwerte sich deshalb auch über mich bei meiner Kollegin. Bald darauf starb Karl. Vielleicht hätte ich dem Vater das sagen sollen, was ich viele Jahre später einmal einer Runde von evangelischen Klinikpfarrern sagte, als sie sich darüber beschwerten, dass viele Ärzte sie einfach übersehen: »Sie haben doch etwas zu bieten. Warum sind Sie nicht offensiver und selbstbewusster?« Auch der Vater hätte, als überzeugter Christ, dem Jungen sicher etwas zu bieten gehabt, nämlich ein offenes Gespräch über das Sterben. Aber bei seinem eigenen sterbenden Kind konnte er es offenbar nicht.

Karls Bruder erzählte weiter: »Gerade habe ich ein Buch gefunden, das Mitarbeiter Ihrer Klinik veröffentlicht haben. Geschwister von krebskranken Kindern haben Bilder gemalt und die Autoren haben ihre Geschichten dazu erzählt. Ich war auch eine solches Geschwister, mit dem niemand geredet hat. Ich habe bis zum Schluss nicht gewusst, was Karl hatte, und auch nicht, dass er sterben musste. Sein Tod kam für mich völlig überraschend und mein Vater hat auch hinterher nicht mit mir darüber gesprochen. Und zur Beerdigung durfte ich auch nicht mitgehen. Mein Vater spricht heute noch nicht über Karl. Wissen Sie«, fuhr er fort, »die Geschwister haben es nämlich auch sehr schwer, und ich bin froh, dass dieses Buch erschienen ist, in dem endlich von uns die Rede ist.« Nach so langer Zeit war ihm die Bitterkeit noch deutlich anzumerken.

Es kommt relativ häufig vor, dass gesunde Kinder größere psychische Probleme entwickeln als ihr erkranktes Geschwister. Warum ist das so? Die Antwort darauf ist recht einfach. Die größte Sorge, die ein Kind haben kann, ist die, von den Eltern weniger oder gar nicht mehr geliebt zu werden. Und genau dieses Gefühl muss entstehen, wenn sich die Zuwendung der Eltern plötzlich nur noch auf das kranke Kind konzentriert. »Du musst doch vernünftig sein, du bist doch schließlich nicht krank«, bekommen die Geschwister oft zu hören, oder auch: »Stell dich nicht so an, deine Beschwerden sind doch nicht schlimm.« Diese und ähnliche Äußerungen signalisieren den gesunden Geschwistern, dass sie für ihre Eltern nicht mehr so wichtig sind. Eine Studie aus den USA zeigt, dass gesunde Geschwister von krebskranken Kindern sehr viel seltener einem Kinderarzt vorgestellt werden als in Familien, wo es keine schwerkranken Kinder gibt. Zwar wollen nicht selten Eltern am Anfang der schweren Erkrankung ihres Kindes wissen, ob ihre anderen Kinder eventuell auch krank sind, meist bleibt es aber bei einer Untersuchung. Der Gedanke, dass noch ein Kind schwer krank sein könnte, ist so schrecklich, dass sie die Probleme der gesunden Kinder lieber übersehen.

Ebenso problematisch ist das Nichteinbeziehen der Geschwister in das Geschehen um das kranke Kind. Häufig dürfen kleine Geschwister nicht zur Beerdigung mitgehen.

Ihnen wird damit das verwehrt, was für die Erwachsenen selbstverständlich ist: im Rahmen eines Rituals von dem Verstorbenen Abschied zu nehmen.

Auch Neid spielt in der Geschwisterproblematik eine große Rolle. Die kranken Kinder bekommen viele Geschenke, nicht nur von den Eltern, sondern auch von Verwandten und Freunden, wobei die gesunden Kinder oft vernachlässigt werden.

Renate, ein neunjähriges Mädchen, sagte einmal zu mir: »Ich hasse Besuch.« Wir hatten uns über ihr Leben zu Hause unterhalten, nachdem die Behandlung vorbei war. Sie hatte mir von ihren vielen Aktivitäten erzählt, die sie wieder aufgenommen hatte, und es klang so, als ob ihr Leben wieder in den gewohnten Bahnen verlief. Umso überraschter war ich von dieser wütenden Aussage und wollte natürlich wissen, was an einem Besuch hassenswert ist. »Das ist doch ganz einfach«, belehrte sie mich. »Ich habe noch drei Geschwister. Jedes Mal, wenn wir Besuch bekommen – und das geschieht ziemlich oft –, bringt mir der Besuch etwas mit, weil ich ja so schrecklich krank war. Die meisten bringen aber nur mir etwas mit, und dann sind meine Geschwister neidisch auf mich. Und das mag ich nicht. Wenn sie wenigstens Schokolade oder Süßigkeiten mitbringen würden, dann könnte ich die aufteilen. Aber mit vielen Geschenken geht das ja nicht. Und deshalb sind meine Geschwister immer wieder neidisch. Ich kann sie verstehen«, schloss Renate traurig, »aber ich kann doch auch nichts dafür. Und deshalb hasse ich Besuch.« Das konnte ich dann auch verstehen.

Renates Geschichte macht deutlich, welchen Belastungen das Verhältnis der kranken Kinder zu ihren Geschwistern ausgesetzt ist. Im Wunsch, dem kranken Kind etwas Gutes zu tun, neigt das gesamte Umfeld dazu, es zu verwöhnen, was für die Geschwister ein Problem sein kann. Sie können die Berechtigung für eine derartige Sonderbehandlung auf Dauer nicht nachvollziehen und reagieren mit Neid und Eifersucht. Nicht selten werden für das kranke Kind besondere Dinge unternommen, die sich auch die anderen Kinder schon lange gewünscht haben, zum Beispiel eine Fahrt nach Disneyland bei Paris. Problematisch ist es, wenn die Eltern bei solchen besonderen Unternehmungen nicht all ihre Kinder mit einbeziehen, sondern sie nur mit dem kranken Kind machen. Wenn das Kind zur Behandlung in der Klinik ist, wird es die ganze Zeit von einem Elternteil begleitet, während die gesunden Kinder bei Freunden und Verwandten abgeliefert werden. Dort geht es ihnen meist nicht schlecht, aber sie fühlen sich doch abgeschoben.

Nicht alle Kinder reagieren gleich auf diese »Vernachlässigung«. Wie gut oder schlecht sie damit zurechtkommen, hängt unter anderem sehr vom Verhalten der Eltern ab. Grundsätzlich kann man zwei Reaktionsarten festhalten: Die Geschwister eines kranken Kindes machen keinerlei Schwierigkeiten und »funktionieren« perfekt. Sie sehen die Sorgen der Eltern und nehmen darauf Rücksicht. Ihre eigene Not verbergen sie vor den Eltern, die somit keinerlei Anlass sehen, sich Gedanken zu machen.

Die andere und weitaus häufigere Reaktion ist die, dass die gesunden Kinder versuchen, ihre Eltern auf sich aufmerksam zu machen, so als wollten sie sagen: »Ich bin auch noch da!« Viele Kinder lassen in ihren Schulleistungen nach, und manche bilden Krankheitssymptome aus, weil das die Aufmerksamkeit der Eltern bei dem kranken Geschwister ausgelöst hat. Andere regredieren, nässen ein oder entwickeln

Ängste und wollen abends nicht allein bleiben. Und manche Kinder werden ausgesprochen aggressiv gegen die Eltern. Im Einzelfall beginnen sie sogar, zu stehlen und zu lügen. Natürlich können auch Kombinationen der verschiedenen Verhaltensweisen vorkommen.

Diese Verhaltensänderungen sollen letztlich alle dasselbe signalisieren: »Ich fühle mich von euch vernachlässigt, aber ich bin auch noch da!« Durch das kranke Kind schon stark belastet, sind die Eltern mit den Ansprüchen der gesunden Kinder oft überfordert und reagieren verärgert. Sie finden das Verhalten der Geschwister unfair und erwarten vor allem von älteren Kindern und Jugendlichen Vernunft und Einsicht. Doch auch bei Jugendlichen kann sich Eifersucht entwickeln. Trotz aller Revolte in der Pubertät hat die Zuneigung der Eltern – gerade in einer schwierigen Situation – einen hohen Stellenwert. Eine verärgerte Reaktion der Eltern verschlimmert die Lage nur, löst sie doch bei den Kindern das Gefühl aus, mit ihren unbewussten Befürchtungen richtig zu liegen.

Seit vielen Jahren sprechen wir die Eltern auf diese Problematik an und versuchen ihnen deutlich zu machen, dass das Verhalten der Geschwister eine Konsequenz der Erkrankung ist und nicht ein primäres Problem des gesunden Kindes. Wir ermutigen sie, auch mit den gesunden Kindern etwas Besonderes zu unternehmen, viel mit ihnen zu reden und sie so viel wie möglich einzubeziehen. Von der Klinik aus bieten wir Freizeiten für Geschwister an, die ihnen das Gefühl geben, wahr- und ernst genommen zu werden. Außerdem erhalten sie dadurch Gelegenheit, sich mit anderen, in gleicher Weise betroffenen Kindern auszutauschen. Mit Hilfe eines Vereins wurde ein Geschwisterhaus in der Nähe der Klinik gebaut, in dem die gesunden Geschwister tagsüber betreut werden und sich mit ihren Eltern treffen können. Das gibt den Kindern das Gefühl, ins Familiengeschehen einbezogen zu sein.

Wir haben auch längst Abschied genommen von dem strikten Besuchsverbot in der Klinik durch Geschwister unter zwölf Jahren. Es wird eine kurze Untersuchung bei ihnen durchgeführt, die verhindern soll, dass mögliche Infektionen eingeschleppt werden, und die ihnen gleichzeitig einen kleinen Eindruck vermittelt, was mit ihrem kranken Bruder oder ihrer Schwester geschieht. Sie können dann feststellen, dass ein Klinikaufenthalt nicht so toll ist, dass man deswegen neidisch sein muss. Denn es kommt durchaus vor, dass das kranke Kind zu Hause mit den Erlebnissen und den Gegebenheiten in der Klinik vor seinen Geschwistern prahlt.

Der Geschwisterproblematik sollte generell viel mehr Aufmerksamkeit gewidmet werden. Schon allein die Aufklärung der Eltern über die möglichen Reaktionen der gesunden Kinder trägt ganz wesentlich dazu bei, die Situation zu entspannen. Der wichtigste Tipp ist, die gesunden Kinder in alles mit einzubeziehen und ihnen viel zu erklären. Das gilt auch und ganz besonders dann, wenn ein Kind sterben muss. Die gesunden Geschwister aus dem Sterbehaus zu verbannen und sie nicht auf den kommenden Tod vorzubereiten, ist ebenso falsch, wie sie nicht mit auf die Beerdigung ihres Geschwisters zu nehmen. Untersuchungen im Rahmen einer Doktorarbeit haben deutlich gemacht, dass das Gefühl, in dieser entscheidenden Phase ausgeklammert gewesen zu sein, die Verarbeitung des Geschehens erheblich beeinträchtigt, zum Teil mit Folgen für das ganze Leben. Das zeigt auch die Geschichte von Karls Bruder.

Nach einem Vortrag zu diesem Thema sagte einmal eine

Professorin zu mir: »Meine kranke Schwester war für uns Geschwister ein Tyrann, der uns alle beherrschte und gegen den wir nichts machen konnten. Ich wünschte mir, unsere Eltern hätten uns in das Geschehen mit einbezogen, dann hätte ich sicher vieles besser verstanden.«

Nicht selten fordern kranke Kinder eine Sonderrolle bei ihren Eltern (und auch Geschwistern) ein und benutzen ihre Krankheit als Druckmittel, um ihre Forderungen durchzusetzen. Das ist zwar kein unanständiges Verhalten, aber es ist für das Binnenverhältnis der Geschwister problematisch, besonders dann, wenn das kranke Kind verlernt hat, eine normale Rolle in der Familie zu spielen und den Sonderplatz noch lange nach der erfolgreichen Behandlung immer wieder einfordert. Auch in dieser Hinsicht sollten wir die Eltern beraten.

Großeltern

Auch die Großeltern sind stark involviert, wenn ein Kind schwer krank wird. Die Geschichte von Kims Großmutter, die extra aus China angereist kam, um sich zu vergewissern, dass ihr Enkelkind adäquat behandelt wird, macht deutlich, welche große Rolle Enkelkinder im Leben ihrer Großeltern spielen:

> Kim, die kleine Tochter eines chinesischen Wissenschaftlers, der in Deutschland arbeitete, war an einer akuten Leukämie erkrankt und kam zur Behandlung zu uns. Die Eltern sprachen sehr gut Deutsch und wussten, dass Kim bei uns genauso behandelt wurde, wie die deutschen Kinder. Eines Tages stand die Mutter zusammen mit einer alten Frau vor mir. Es war Kims Großmutter, die

eigens aus der Volksrepublik China angereist war, um sich zu überzeugen, dass ihr Enkelkind gut behandelt würde. Ich weiß nicht recht, was sie sich vorgestellt hatte und wie sie sich von der Qualität überzeugen wollte, denn sie konnte ja unsere Sprache nicht verstehen. Kims Mutter berichtete, die Großmutter habe in China gehört, dass in Deutschland Ausländerkinder schlechter behandelt würden als deutsche Kinder. Kim freute sich sehr über den Besuch der Großmutter und hat ihr viel erzählt. Offensichtlich beruhigte dies die Großmutter, gemeinsam mit der Tatsache, dass sie ihre Enkeltochter in fröhlicher Runde mit deutschen Kindern vorgefunden hatte. So fuhr sie nach einigen Tagen wieder zurück und die Mutter berichtete, dass Kims Großmutter sehr zufrieden sei.

In der Familienkonstellation kommt den Großeltern in der Regel keine primäre Erziehungsverantwortung zu; ihre Rolle besteht vielmehr darin, das Enkelkind zu lieben und zu verwöhnen. Das ist für viele Menschen ein völlig neuer Aspekt im Leben und führt manchmal dazu, dass sie ihre Enkelkinder heillos verhätscheln. Manche wollen das wiedergutmachen, was sie glauben bei ihren eigenen Kindern versäumt zu haben, zum Beispiel, Zeit für sie zu haben und für sie da zu sein.

Großeltern können für die Eltern eine große Unterstützung sein, wenn sie sich an der Betreuung der Kinder beteiligen. Besteht ein enges Vertrauensverhältnis zum Enkelkind, können sie im Alltag häufig auch den Platz der Eltern einnehmen. Das Teilen der Sorgen und Verteilen der Aufgaben auf mehrere Schultern ist für die Eltern eine wichtige Entlastung.

Es kann jedoch auch Probleme durch Großeltern geben.

Da ist zum einen die Angst um ihr geliebtes Enkelkind, die dazu führen kann, dass sie ständig von den Ärzten und Schwestern wissen wollen, ob alles richtig läuft. Manche suchen nach alternativen Therapien und verunsichern damit die Eltern. Hier hilft es, immer wieder kurze Gespräche mit den Großeltern zu führen und sie des guten Verlaufs der Dinge zu versichern. Sie hören ja nichts lieber, als wenn man ihnen versichert, dass schon alles gut werden wird und bisher auch alles bestens gelaufen ist.

Es kann aber auch zu gravierenderen Problemen kommen, wenn beispielsweise ein Dissens zwischen Schwiegermutter und Schwiegertochter in Erziehungsfragen besteht. Im schlimmsten Fall gibt es grundsätzliche zwischenmenschliche Konflikte, die jetzt offen ausgetragen werden. Die Schwiegermutter, die der Mutter die Schuld an der Erkrankung des Kindes zuweist, mit der Begründung, sie habe ihre Kinder zu sehr im Schmutz spielen lassen oder bei der Ernährung Fehler gemacht, ist kcineswegs selten. Schuldzuweisungen sind aber mit das Schlimmste, was man einer Mutter in dieser Situation antun kann, denkt sie doch selbst darüber nach, was sie vielleicht falsch gemacht hat.

Derartige Dinge bekommt das Klinikteam häufig nicht mit, denn die Eltern schämen sich dieser innerfamiliären ungelösten Konflikte. Im Interesse der Kinder sollte das Team versuchen, solche Konflikte wahrzunehmen und zu entschärfen. Ich habe manches Mal mit Großeltern über solche Dinge geredet und dadurch Auseinandersetzungen in der Familie beseitigen können. Manchmal sind die Gräben jedoch so tief, dass einem dies nicht gelingt.

Ein dreijähriges Mädchen war an Leukämie erkrankt. Die ganze Großfamilie machte sich auf die Suche nach der Ursache. Warum hatte es gerade ein Kind aus ihrer

Familie getroffen? Entsprechende bohrende Fragen konnten wir nicht zu aller Zufriedenheit beantworten. Wir mussten zugeben, dass wir nichts über die Auslösemechanismen im Einzelfall wissen. Nur eine Person war sich von Anfang an sicher, dass er die Ursache kannte. Die Eltern des Kindes hatten seit einigen Jahren ein Papageienpärchen, das dem Großvater mütterlicherseits ein Dorn im Auge war. Er konnte offensichtlich die Vögel nicht leiden und hatte immer wieder versucht, die Eltern, die im selben Haus mit ihm lebten, davon zu überzeugen, die Vögel fortzugeben. Jetzt war natürlich für ihn alles klar. »Ich habe euch schon immer gesagt, dass diese Vögel noch einmal Unglück bringen. Jetzt habt ihr den Salat!« Er war ein schwäbischer Dickkopf, und seine Tochter bekam diese Vorhaltung in allen möglichen Variationen täglich zu hören. Das war eine enorme Belastung für sie, da sie selbst fürchtete, an der Erkrankung ihres Kindes schuld zu sein.

So kamen die Eltern eines Tages mit der Frage zu mir, ob Papageien eine Leukämie auslösen könnten. Nachdem ich ihnen gesagt hatte, dass es keinerlei Hinweise darauf gebe, wollte ich den Grund für ihre Frage wissen. Darauf erzählte mir Frau L. von den täglichen Vorwürfen ihres Vaters. Ich merkte, wie sehr sie das belastete, und versprach, mit ihrem Vater zu reden.

Ich kannte ihn schon von seinen Besuchen bei seiner Enkeltochter; er war dem Professor gegenüber immer respektvoll aufgetreten, sodass ich glaubte, keine großen Schwierigkeiten zu haben, ihn kraft meines Amtes rasch von der Abwegigkeit seiner Ansichten überzeugen zu können. Doch weit gefehlt, er erwies sich als harte Nuss. Ich begann zunächst allgemein über die möglichen Ur-

sachen einer Krebserkrankung zu sprechen, wobei ich auf die auslösende Rolle des Rauchens für den Lungenkrebs oder die der Anilinfarbstoffe für den Blasenkrebs ausführlich einging. Dann ging ich zu den Leukämien über und berichtete, dass es in Japan eine spezielle Form der akuten Leukämie gebe, die durch eine Virusinfektion ausgelöst wird, und dass auch von wenigen Einzelfällen berichtet worden sei, in denen eine Katzenleukämie auf den Menschen übergegangen sei, was jedoch nicht gut bewiesen sei. Auf jeden Fall habe aber seine Enkeltochter eine andere, für das Kindesalter typische Form der akuten Leukämie, für die kein Auslöser bekannt sei. Schließlich kam ich noch auf die Vögel zu sprechen. Ich erklärte, dass die Papageienvögel manchmal von der Papageienkrankheit befallen würden, womit sich Menschen anstecken könnten, die dann eine nicht ungefährliche Form der Lungenentzündung bekämen. Aber das habe nichts mit einer Leukämie zu tun, und es gebe keine Hinweise, dass Vögel eine derartige Erkrankung auf den Menschen übertragen würden.
Er hörte interessiert und aufmerksam zu und warf nur gelegentlich eine Frage ein, die bewies, dass er kein dummer Mann war. Ich war mit mir zufrieden und dachte, ich könnte mich gleich verabschieden, als er sagte: »Ich habe verstanden, dass es keine Beweise dafür gibt, dass die Papageien an der Erkrankung meiner Enkeltochter schuld sind. Aber können Sie mir beweisen, dass sie nicht schuld sind?« Natürlich konnte ich das nicht. Er war offensichtlich etwas verwundert über diesen Professor, bedankte sich höflich und ging. So musste ich Frau L. von meinem Misserfolg berichten. Ich sagte ihr, mir sei klar geworden, dass ihr Vater seine Enkeltochter über al-

> les liebe und er sich deswegen so schwer tue, die Erkrankung zu akzeptieren. Die junge Frau gab mir Recht und meinte, dann müsse sie eben die Vorwürfe aushalten, was ihr auch in der Folge, anders als ihrem Mann, ganz gut gelang. Nachdem das Kind geheilt und wieder zu Hause war, ließen die Vorwürfe nach und irgendwann stellte der Großvater sie ganz ein. Zum Glück bekam das Kind keinen Rückfall, denn überzeugt hatte ich den Großvater nicht, und dann wären die Vorwürfe, vermutlich noch schlimmere, sicher wieder losgegangen.

In einem anderen Fall konnte der Frieden in der Familie schließlich nur dadurch wiederhergestellt werden, dass die Katze, die nach Meinung der Großmutter an der Erkrankung ihres Enkelkindes schuld war, abgeschafft wurde – sehr zum Leidwesen des Kindes. Das sollte man nicht belächeln, denn auch diese Großeltern hatten Angst um ihr geliebtes Enkelkind, und die Katze diente ihnen in ihrer Hilflosigkeit vermutlich dazu, das Unfassbare fassbar zu machen, indem es materialisiert wurde. So war es für sie beruhigend, dass das Tier verschwand. Nachdem ich ihnen dies erklärt hatte, verstanden die Eltern das Verhalten der Großeltern und waren nicht mehr wütend auf sie.

Großeltern sind Teil der Familie, und deshalb darf man sie nicht aus den Augen verlieren, vor allem, wenn es zu Konflikten in der Familie kommt. Ich habe während meines Berufslebens unzählige, meist sehr wichtige Gespräche mit Großeltern über ihre Enkelkinder geführt. Auch das gehört zur Betreuung schwerkranker Kinder.

Geschwister als Knochenmarkspender

Als sich Anfang der siebziger Jahre die Knochenmarktransplantation zur Behandlung eines Knochenmarkversagens zunehmend etablierte, war eine Grundvoraussetzung für diese Therapie das Vorhandensein eines Geschwisters, bei dem bestimmte Oberflächeneigenschaften der Körperzellen mit denen des kranken Kindes identisch waren. Bei den Eltern kommt das nur in Ausnahmefällen vor. Ende der siebziger Jahre wurde dann damit begonnen, dieses Verfahren unter bestimmten Bedingungen zur Behandlung von Leukämien einzusetzen.

Um festzustellen, ob ein Geschwister als Spender geeignet ist, sind eine gründliche körperliche Untersuchung, Röntgenaufnahmen sowie eine größere Blutentnahme notwendig. Zur Knochenmarkentnahme muss der Spender dann schließlich eine Narkose bekommen. Das alles sind Angst einflößende Vorgänge, denen sich ein Kind nur ungern freiwillig unterzieht, vor allem, wenn es ihm nicht selbst nützt. Dann wird von ärztlicher Seite auf die Kinder eingeredet, dass sie doch sicher ihrem kranken Geschwister helfen, ja sogar sein Leben retten möchten; die Eltern signalisieren, dass sie die Spendebereitschaft für selbstverständlich halten, und schon sind die Kinder in eine Ecke gedrängt, aus der es keinen Fluchtweg gibt. Ich finde diese Situation schrecklich, aber es gibt dazu oft keine Alternative. Mir tun die gesunden Geschwister immer leid. Meist lassen sie die Prozeduren klaglos über sich ergehen, manchmal sind sie mit Recht stolz auf ihre Leistung. Es ist wichtig, ausführlich mit ihnen darüber zu sprechen, in welcher schrecklichen Zwickmühle sie sich befinden, um ihnen deutlich zu machen, dass man ihre schwierige Situation gut versteht. Auch den Eltern muss dies vermittelt werden. Dass es trotzdem nicht immer gut gelingt, zeigt der Fall eines zehnjährigen Mädchens, dessen Schwester nach der Transplantation gestorben war, und die mich fragte: »Professor, wenn ich die Spende gern gemacht hätte, wäre es dann vielleicht gut gegangen?« Die Transplantation war schon eine ganze Zeit her, und sie trug nach wie vor dieses Schuldgefühl mit sich herum. Sie musste viel Mut aufbringen, um mir diese Frage zu stellen. Ich habe ihr damals gesagt, dass kein Mensch mehr für sein Geschwister tun könne, als sie getan habe, und dass der Erfolg nicht von ihr habe beeinflusst werden können. Von da an haben wir auch über dieses Problem immer mit den als Spender vorgesehenen Kindern gesprochen.

Auch nach einer erfolgreichen Transplantation kann es zu Problemen zwischen den Geschwistern kommen. Jetzt muss ein Mensch mit einem anderen zusammenleben, dem er in gewissem Sinn sein Leben verdankt. Es kann vorkommen, dass diese Tatsache bei Streitereien vom Spender eingesetzt wird, um den Bruder oder die Schwester zum Schweigen zu bringen. »Ohne mich gäb es dich ja gar nicht mehr«, ist ein Satz, der dann durchaus fällt.

Die Belastungen durch eine schwere Erkrankung können innerfamiliär noch lange nachwirken und den Alltag schwer beeinträchtigen. Deshalb wurde von der Tübinger Kinderklinik eine familienorientierte Nachsorge initiiert, bei der die ganze Familie die Möglichkeit hat, vier Wochen gemeinsam in eigens dafür eingerichteten Rehabilitationseinrichtungen zu verbringen. Dort treffen sie auf Familien mit einem ähnlichen Schicksal und lernen im Austausch mit ihnen den kausalen Zusammenhang zwischen ihren Problemen und der Krankheit des Kindes zu verstehen.

Als junger Arzt war ich davon überzeugt, dass die schwere Erkrankung eines Kindes die Eltern zusammenschweißt und ihre eigenen Probleme vergessen lässt, und auch heute denke ich noch, dass dies gelegentlich der Fall ist. Wir müssen uns aber im Klaren darüber sein, dass jede schwere Erkrankung oder Behinderung eines Kindes für eine Partnerschaft eine große Belastungsprobe bedeutet. Da die Verarbeitungsmuster von Frauen und Männern oft sehr verschieden sind, kann es zu ernsten Konflikten kommen. Die meist engere Bindung der Mutter an das Kind, resultierend aus einem seit Beginn der Schwangerschaft bestehenden Verantwortungsgefühl, häufig gekoppelt mit Schuldgefühlen – auf die ich im Folgenden noch eingehen möchte –, führt zu anderen Verhaltensmustern als bei den Vätern. Oft sind die Mütter viel stärker in die Begleitung des Kindes während der Behandlung einbezogen und sind daher auch diejenigen, die die Informationen aus erster Hand erhalten. Die Väter dagegen erfahren die Sachlage häufig nur durch ihre Frauen. Wenn sie die Ernährer der Familie sind, ist ihre Beteiligung an der Betreuung zwangsläufig geringer, und selbst wenn beide Eltern berufstätig sind, lassen sich die Mütter eher von der Arbeit freistellen oder geben sie ganz auf.

Viele Männer begraben ihren Schmerz unter vermehrter Arbeit und fressen ihre Verzweiflung in sich hinein. Durch eine solche Verhaltensweise wird die Kommunikation zwischen den Partnern erschwert, beide fühlen sich vom anderen nicht richtig verstanden. Es entwickelt sich nicht selten das Gefühl, dass der eigene Partner zum Problem wird, wobei das Verständnis für den kausalen Zusammenhang zwischen seinem »merkwürdigen« Verhalten und der Krankheit des Kindes verloren geht.

Auch in der Trauer über den Verlust des Kindes werden die unterschiedlichen Verarbeitungsmechanismen deutlich. Der eine Partner zieht sich völlig in sich zurück, während der andere am liebsten den ganzen Tag über das verstorbene Kind reden möchte. Solche, durch die besondere Belastungssituation zutage tretenden Unterschiede zwischen den Partnern können Grund für eine Trennung nach dem Tod des Kindes sein. Es gibt jedoch auch Fälle, wo der Entschluss zur Trennung bereits vor der Erkrankung des Kindes gefasst wurde und das Paar dann dem Kind zuliebe bis zu dessen Tod zusammenbleibt.

Ich habe in meiner eigenen Familie erlebt, dass das unterschiedliche Trauerverhalten zu einem lebenslangen Problem werden kann, selbst wenn sich die Eltern nicht trennen.

> Eine meiner Schwestern erkrankte mit acht Jahren an einer Mittelohrentzündung, die sich rasch auf die Zellen des knöchernen Warzenfortsatzes ausdehnte. Auch eine konsequent durchgeführte Operation konnte die Ausdehnung der Infektion auf die Hirnhäute nicht verhindern. Und da es damals, 1938, keine Antibiotika gab, starb sie rasch und für meine Eltern unerwartet an den Folgen der Hirnhautentzündung. Alles spricht dafür, dass mein Vater dieses Mädchen, das offensichtlich ein sonniges Wesen hatte, ganz besonders mochte. Zumindest verschwand er für zwei Tage im Wald, und da er ein leidenschaftlicher Jäger war, nahm er auch sein Gewehr mit, was wiederum meiner Mutter signalisierte, dass er auf die Jagd gehen wollte. Auf diese Weise hatte er sie schon häufig allein gelassen. Ich weiß nicht, ob sie ihm damals

Vorwürfe machte, als er zurückkam. Es ist eher anzunehmen, dass sie nicht darüber sprachen. Aber meine Mutter hat ihm das nie verziehen.

Noch viele Jahre danach, bis kurz vor ihrem Tod mit über 80 Jahren, war dieses Ereignis immer wieder Gesprächsthema, wenn ich sie besuchte. Wenn sie dann zum wiederholten Mal davon erzählt hatte, und ich Luft holte, um etwas zu entgegnen, sagte sie meist ganz rasch: »Ja, ja, ich weiß, du sagst immer, dass das seine Art war zu trauern und er nicht reden konnte, was ja sowieso sein Problem war!« Sie gab sich ehrlich Mühe, das Verhalten ihres Mannes zu verstehen, aber bis zu ihrem Tod sollte ihr das nicht gelingen. Und so konnte sie ihm auch nicht wirklich verzeihen.

Diese unterschiedlichen Verhaltensweisen beider Partner sollte man als Arzt erkennen und im Auge behalten. Nicht immer sprechen Paare die bestehenden Schwierigkeiten in ihrer Partnerschaft an. Sie scheuen sich, darüber zu reden, oder denken vielleicht auch, dass das den behandelnden Arzt ihres Kindes nicht interessiert oder nichts angeht. Nicht selten aber spürt man aus scheinbar nebensächlichen Äußerungen, dass derartige Verständigungsschwierigkeiten existieren. Dann sollte man versuchen, der Sache auf den Grund zu gehen. Dabei ist es hilfreich, von anderen Elternpaaren zu berichten, die vergleichbare Schwierigkeiten hatten. Wenn man so vorgeht, kann man erleben, dass sich plötzlich die Schleusen öffnen und die Partner darüber reden können, was sie am Verhalten des anderen belastet.

Auch im Bereich der Sexualität kann es zu Problemen kommen. Während viele Frauen das Gefühl haben, sich sexuellen Genuss nicht gönnen zu dürfen, solange das Kind krank ist und es ihm schlecht geht, sehen die Männer das häufig anders. Es sind für sie zwei Dinge, die sie gut voneinander trennen können. Während sich die Männer plötzlich durch ihre Partnerin abgelehnt fühlen, empfinden die Frauen das Drängen der Männer als inadäquat und ungehörig. Ein Dialog ist in dieser Situation nicht einfach, und auch hier empfiehlt es sich, das Thema indirekt, durch die Schilderung ähnlicher Fälle, anzusprechen. Dadurch können Paare lernen, ihre Probleme im Kontext mit der Krankheit ihres Kindes zu begreifen und das Verhalten des Partners differenzierter zu sehen. »Dann ist mein Mann doch nicht so ein Schuft«, sagte einmal eine Mutter ganz leise zu sich nach einem Gespräch über die sexuellen Schwierigkeiten, die sie und ihr Mann hatten, und man merkte, wie erleichtert sie war. Als Arzt sollte man sich also auch um die Partnerschaftsprobleme kümmern, denn das kranke Kind braucht die stabile Elternbeziehung mehr als sonst.

Als junger Arzt war ich immer böse auf die Väter behinderter Kinder, die sich von ihren Frauen trennten und sie mit dem Kind allein ließen. Ich habe aber über die Jahre gelernt, dass man dies differenzierter sehen muss. Ich habe Mütter erlebt, die eine ganz enge Gemeinschaft mit ihrem Kind bildeten, in der der Vater keinen Platz mehr hatte. Manche gaben vor, ihr Mann habe keine Zeit, sich um das Kind zu kümmern, und dann stellte sich heraus, dass sie alle möglichen Gründe erfunden hatten, warum es besser wäre, wenn der Vater nicht in die Klinik käme. Ein derartiger Ausschluss des männlichen Partners kommt durchaus vor.

Die Schuldgefühle der Mütter

Dass Mütter sich für die Erkrankung oder Fehlbildung ihres Kindes schuldig fühlen, hat uns im Studium niemand beigebracht, und ich denke, dass dies auch heute selten ein Thema ist. Dabei gehört es zu den häufigeren Problemen, denen der Kinderarzt begegnet, wenn er dafür offen ist. Ich wurde mit diesem Problem zum ersten Mal konfrontiert, als ich gerade meine Ausbildung zum Kinderarzt begonnen hatte.

Als Stationsarzt einer Säuglingsstation nahm ich eines Tages einen acht Monate alten Jungen auf, der sich körperlich und geistig seit seiner Geburt kaum entwickelt hatte. Sein Kopf war für sein Alter viel zu klein, und er nahm mit seiner Umwelt keinerlei Kontakt auf. Er war überaktiv und schrie ständig, wenn er nicht schlief. Es stellte sich heraus, dass er das dritte Kind seiner Eltern war und dass das erste Kind der Familie, inzwischen fünf Jahre alt, als Säugling dasselbe Verhalten gezeigt und sich bis heute nicht weiterentwickelt hatte. Jetzt war die Frage, ob man eine Ursache für diese fehlende Entwicklung finden könnte, da die beiden Kinder vermutlich denselben angeborenen Defekt hatten. Die Mutter war mit einem Bankangestellten verheiratet, der eine Sparkassenfiliale in einem kleinen Dorf leitete. Frau M., die selbst aus einem Nachbardorf stammte, hatte mit vielen Vorurteilen zu kämpfen, und die beiden Kinder waren offenbar Anlass zu viel Gerede über sie.

Eines Tages fragte mich Frau M., ob an der Behinderung ihres Kindes ein Glas Wein schuld sei, das sie während der Schwangerschaft getrunken habe. Als ich ihre Frage guten Gewissens verneinte, wollte sie wissen, ob ein Streit mit der Schwiegermutter während der Schwangerschaft etwas Derartiges auslösen könnte. Wieder verneinte ich das, doch die Fragen erschienen mir etwas absonderlich, zumal die Mutter auf mich einen sehr differenzierten Eindruck machte. Schließlich stellte sich heraus, dass die Frau nächtelang wach lag und sich das Gehirn darüber zermarterte, was sie falsch gemacht haben könnte und wodurch die Behinderung der beiden Kinder verursacht worden war. Über viele, zum Teil absurde Dinge grübelte sie nach. Ich hatte bis dahin noch nie etwas von den mütterlichen Schuldgefühlen gehört und dachte damals, es wäre ein Einzelfall. Ich schlug ihr vor, alles aufzuschreiben, worüber sie sich Gedanken machte, und bot ihr an, darüber zu reden. Irgendwie hatte ich das Gefühl, dass sie das brauchte.

Schon am nächsten Tag kam sie mit einer langen Liste von Dingen und Ereignissen, die zum Teil bis weit in ihre eigene Kindheit zurückreichten. Ich ging mit ihr gewissenhaft die ganze Liste durch und versuchte, Argumente zu finden, die gegen ihre Befürchtungen sprachen. Manches war völlig abwegig, manches verständlich, in keinem Fall hätte man aber einen klaren Zusammenhang konstruieren können. Einige Tage später kam sie erneut mit einer Liste, die allerdings deutlich kürzer war. Erst als wir auch diese durchgearbeitet hatten, atmete sie erleichtert auf und sagte: »Jetzt fällt mir nun wirklich überhaupt nichts mehr ein, nun kann ich glauben, dass ich die Situation so hinnehmen muss, wie sie nun einmal ist.« Sie wirkte sehr erleichtert, und ich hoffe, dass sie seitdem besser mit ihrem Schicksal fertig wird.

Ich bedaure, die Listen nicht aufgehoben zu haben, denn ich habe in meinem Berufsleben später noch viele Mütter getroffen, die von ähnlichen Sorgen geplagt wurden. Inzwischen habe ich gelernt, dass Mütter häufig Schuldgefühle haben, wenn etwas mit ihrem Kind nicht stimmt. Das gilt für angeborene Fehlbildungen ebenso wie für schwere Erkrankungen oder das Versagen in der Schule oder in bestimmten Lebenssituationen. Und es sind fast immer die Mütter und nur selten die Väter, die von derartigen Schuldgefühlen umgetrieben werden, wie es über viele Jahrhunderte auch immer die Frauen waren, denen die Schuld zugewiesen wurde: Schuld an Kinderlosigkeit, Schuld an unerwünschter Schwangerschaft, Schuld an den Krankheiten der Kinder. Bis in die siebziger Jahre konnte es vorkommen, dass ein Mann fragte, was seine Frau falsch gemacht habe, dass sein Kind so krank sei. Früher dachte ich, dass es allein diese Schuldzuweisungen der Gesellschaft sind, die die Schuldgefühle in den Müttern induzieren. Für manche Familien gilt das sicher auch bis heute, wenn man an die weiter oben beschriebenen innerfamiliären Konflikte denkt. Eine häufige Ursache ist aber auch das Erklärungsbedürfnis des Menschen, denn für die meisten ist es nur schwer zu ertragen, dass ihnen etwas geschieht, wofür es keine logische Erklärung gibt. Das gilt auch für die Mütter und die Kinder selbst, und sie suchen nach Ursachen.

Bei den Müttern kommt noch ein weiterer Faktor hinzu. Ihre Schuldgefühle werden auch durch ein tiefes Verantwortungsgefühl für das Kind ausgelöst, das sich in den neun Monaten der Schwangerschaft mit dem Wachsen des Fötus im Mutterleib entwickelt hat.

Außenstehenden – auch den Ehemännern – kommt die Ursachensuche manchmal abwegig vor. Es ist aber äußerst wichtig, die zugrunde liegenden Schuldgefühle, Selbstvorwürfe und Ängste der Mütter ernst zu nehmen und mit ihnen darüber zu sprechen. Man muss allerdings die richtigen Argumente finden, die glaubhaft gegen die Berechtigung der Schuldgefühle sprechen. Und man muss sich darüber im Klaren sein, dass viele Mütter sich nicht trauen, das Thema offen anzusprechen, weil sie befürchten, ihre Schuldgefühle vom Arzt bestätigt zu bekommen. Hier kann der Hinweis darauf, dass andere Mütter solche Gefühle haben, den Frauen helfen, sich zu öffnen und sich ihre Sorgen von der Seele zu reden. Manche Mütter bestätigen dann, dass ihnen ein solches Gespräch große Erleichterung verschafft hat, sodass sie sich jetzt mit voller Kraft der Bewältigung der wirklichen Probleme widmen können.

Die Schuldgefühle der Kinder

Die Frage »Warum gerade ich« treibt kranke Kinder ebenso um wie Erwachsene. Bei dem Versuch zu verstehen, was ihnen geschieht, führen sie die Ursache für ihre Krankheit häufig auf äußere Ereignisse zurück, und nicht selten suchen Kinder die Schuld bei sich selbst. Umgangene Verbote, schlechte Schulleistungen oder anderes Fehlverhalten dienen dazu, die Entstehung der Krankheit zu erklären. Und wie die Mütter wagen auch die Kinder dann oft nicht, ihre Befürchtungen laut zu äußern. Diese Schuldgefühle blockieren aber die dringend benötigten Bewältigungsmechanismen ganz erheblich, und deshalb ist es wichtig, die Kinder darauf anzusprechen. Auch hier ist – wie schon bei den Müttern beschrieben – ein indirektes Vorgehen angebracht. Ein Satz wie »Manche Kinder glauben, sie seien selbst an ihrer Erkrankung schuld, weil sie etwas ausgefressen haben«, ist eine gute Gesprächseröffnung, damit kommt man rasch zum Kern der Sache. Ich habe die Gespräche meist mit der etwas banal klingenden, aber doch sehr wirkungsvollen Aussage beendet, dass es viele Menschen gibt, die schlimme Dinge begangen haben und doch nie an Krebs erkrankt sind. Wenn ein Fehlverhalten wirklich die Ursache für eine derartige Erkrankung wäre, müssten die doch zuerst krank werden. Ich hatte das Gefühl, dass diese Argumentation den Kindern und Jugendlichen einleuchtete. Kranke Kinder haben häufig auch ihren Eltern gegenüber Schuldgefühle, denn sie spüren und verstehen, dass diese unter ihrer schweren Erkrankung sehr leiden. Diese Schuldgefühle unterscheiden sich erheblich von denen, die gesunde Kinder im Alltag haben, wenn sie die Eltern durch ein Fehlverhalten verärgert oder traurig gemacht haben. Hier ist der Schuldanteil meist klar definiert, das Kind weiß sehr genau, was es falsch gemacht hat, und kann sich dafür entschuldigen, indem es sein Fehlverhalten einsieht. Bei einer schweren Erkrankung ist das anders. Hier kann die Unsicherheit über den eigenen Schuldanteil an ihrer Entstehung und damit am Leiden der Eltern zu einer schweren Belastung für das Kind werden. Oft trägt das Verhalten der Erwachsenen sogar dazu bei, die Schuldgefühle der Kinder noch zu verstärken, wenn sie sie für etwas verantwortlich machen, wofür sie gar nichts können.

> Ein zehnjähriges Mädchen litt im Rahmen der Chemotherapie an Übelkeit und erbrach zu Hause auf den guten Teppich im Wohnzimmer, worüber sich der Stiefvater des Mädchens derart aufregte, dass er einen Herzanfall erlitt und verstarb. Nicht nur fühlte sich das Mädchen für den Tod des Vaters verantwortlich, sondern die Mutter machte ihr auch noch in dieser Richtung Vorwürfe.

In einem anderen Fall hatte ein Junge bei einer unter Geschwistern typischen Rangelei seinen Bruder versehentlich in den Bauch getreten, woraufhin dieser aufheulte, was auch die Eltern registrierten. Bald war aber alles wieder gut, und die Jungen gaben sich weiter ihrer Rangelei hin. Das Unglück wollte es aber, dass nur relativ kurze Zeit später bei dem »misshandelten« Bruder ein Bauchtumor diagnostiziert wurde, und jetzt erinnerte sich die ganze Familie wieder an den Bauchtritt. Es war für sie alle völlig eindeutig, dass dies die Ursache für den Tumor war. Wir konnten ihnen das bis zum Tod des Jungen nicht ausreden. Das Traurige war, dass der sich selbst schuldig fühlende Bruder noch lange immer wieder auf den Friedhof ging und viel Zeit am Grab seines Bruders verbrachte. Als wir das hörten, schlugen wir den Eltern eine Psychotherapie für den Jungen vor, wozu sie sich aber nicht durchringen konnten. Wir verloren die Familie dann aus den Augen, und so gehört die Geschichte zu denen ohne Ende. Vielleicht hätten wir mehr unternehmen müssen, aber damals wussten wir nicht so recht, was. Der gesunde Bruder war ja nicht unser Patient.

Schuldgefühle der beteiligten Personen sind also ein häufiges Problem, mit dem es Kinderärzte zu tun bekommen, wenn sie ein Ohr dafür haben. Ich habe bei Visiten den Medizinstudenten vorgeführt, zu welchem unerwarteten Erfolg das indirekte Ansprechen der Schuldproblematik bei Müttern oder Kindern führen kann, und sie waren oft überrascht, denn sie hatten sich vorher nie damit auseinandergesetzt. Mir war es ja genauso gegangen, bis mir die Mutter mit den Listen voller Schuldgefühle die Augen öffnete.

5. Bewältigungsstrategien

Hoffnungen

Das Gebot »Man darf den Patienten nicht die Hoffnung nehmen« hat mich durch meine gesamte Ausbildung begleitet. Es tauchte immer dann auf, wenn es darum ging, ob man einem Patienten sagen soll, dass alle Therapiemöglichkeiten erschöpft sind und dass er in absehbarer Zeit sterben muss. Manche Hochschullehrer zitierten in diesem Zusammenhang einen Ausspruch, der Goethes Leibarzt Christoph Wilhelm Hufeland zugeschrieben wird: »Wer den Tod nennt, gibt den Tod.« Beide Aussagen stammen aus einer Zeit, als die Ärzte den Krankheiten nur wenig entgegensetzen konnten. Allerdings war zu Hufelands Zeit der Tod noch kein Tabuthema. Seine Aussage spiegelt eher die stark empfundene Ohnmacht des Arztes wider. Später wurde daraus geschlossen, dass die Nennung des Todes das Sterben beschleunigt, weil der Kranke dadurch jede Hoffnung auf Heilung verliert. Im Grunde meinen also beide Aussagen dasselbe, nämlich, dass der Arzt die Hoffnung des Patienten auf ein Überleben wider besseres Wissen bis zum Schluss aufrechterhalten muss. Natürlich ist diese Hoffnung ein wichtiger Faktor im Prozess des Krankseins, und Ärzte und Pflegepersonal können und dürfen diese Hoffnung dadurch unterstützen, dass sie gemeinsam mit dem Patienten an ein Wunder glauben, wobei beide Seiten realistisch bleiben und im Auge behalten sollten, dass Wunder extrem selten sind. Sigmund Freud hat einmal gesagt, dass kein Mensch ständig an seinen Tod denken könne. Tatsächlich zeigt sich bei Todkranken oft ein Nebeneinander zweier Realitäten: das

Wissen um den baldigen Tod und das Planen für die Zukunft nach der Krankheit.

Die Hoffnung auf Überleben ist aber nicht die einzige Hoffnung schwerkranker Menschen. Ich will hier nur einige aufzählen:

– die Hoffnung auf ein schmerzfreies Sterben,
– die Hoffnung, den nächsten Geburtstag, die Kommunion oder Konfirmation noch zu erleben,
– die Hoffnung, noch eine bestimmte Reise machen zu können, die man sich schon lange gewünscht hat,
– die Hoffnung, einen bestimmten Menschen noch einmal wiederzusehen,
– die Hoffnung, einen bereits verstorbenen Menschen (Großvater/Großmutter) im Himmel wiederzutreffen.

Das sind Hoffnungen, die wir Ärzte nicht nehmen dürfen, denn sie sind wichtig, solange der Patient noch lebt. Hoffnung und das Wissen um die Wahrheit existieren parallel und sind keine Gegensätze. Das habe ich den Kritikern meiner Aufforderung zur Offenheit immer wieder entgegengehalten.

Das Nebeneinander von zwei Realitäten während der manchmal langen Phase des Sterbens kann sehr mühsam für die Betreuer sein. Auch ich musste erst von den Kindern lernen, was Freuds Bemerkung über das Denken an den Tod bedeutet.

> Carsten war 17 Jahre alt und nach dem Rückfall seiner Leukämie knochenmarktransplantiert worden. Jetzt war erneut ein Rückfall aufgetreten, und er wusste, dass es keine Behandlungsmöglichkeiten mit Aussicht auf Heilung mehr gab. Er hatte den Rückfall bereits selbst diagnostiziert, da ihm die Symptome vertraut waren. So hatte er auch nur genickt, als ich ihm mitteilte,

dass sein Knochenmark wieder voller Leukämiezellen war.
Als ich wieder einmal in sein Zimmer kam, begann er über das Sterben zu sprechen. Er wollte vieles wissen, nicht alles konnte ich ihm eindeutig beantworten. Es war ein langes und intensives Gespräch, aus dem deutlich hervorging, dass er Angst vor dem hatte, was auf ihn zukam, dass diese Angst aber nicht übermächtig war. Es war nicht das erste Mal, dass wir über das Sterben sprachen. Er hatte dieses Thema seit Eröffnung seiner Diagnose schon mehrfach angesprochen. »Das habe ich nicht anders erwartet, und es war richtig, dass Sie es mir gleich gesagt haben«, hatte er einige Tage vorher auf meine Frage geantwortet, ob es richtig gewesen sei, ihm die Wahrheit zu sagen. »Sie haben mir doch immer alles gesagt, auch beim ersten Rückfall«, hatte er hinzugesetzt. Jetzt redeten wir also zum wiederholten Mal über seinen Tod. Nach einer Weile schien alles gesagt zu sein, und ich war kurz davor, zu gehen. Carsten saß am Fenster und sein Blick schien sich in der Ferne zu verlieren. Wir schwiegen beide. Plötzlich drehte er mir sein Gesicht zu und sagte: »Wenn ich Abitur gemacht habe, werde ich nicht gleich studieren. Ich werde mir eine neue Gitarre kaufen und dann mit meiner Band viel Musik machen.« Die Band hatte er selbst gegründet, sie bestand aus ihm, seinem Bruder und zwei oder drei Freunden.
Ich war wie vor den Kopf gestoßen, denn es war das erste Mal, dass mir das passierte, auch wenn ich es später immer wieder erleben sollte. Mir war zu diesem Zeitpunkt noch nicht klar, dass sein Verhalten völlig normal war, und so dachte ich: »Haben wir denn nicht eben gerade über seinen baldigen Tod geredet? Und jetzt spricht

er über sein Abitur und was er danach machen will. Er musste doch genau wissen, dass es für ihn kein Abitur mehr geben würde, und jetzt redete er über die Zeit und seine Pläne danach. War er nicht ganz bei Trost?« Er war aber ganz ruhig und sah mich an. Endlich schaltete ich und brachte etwas mühsam heraus: »Was für eine Gitarre willst du dir denn kaufen?« Ich war noch damit beschäftigt, mich wieder zu fassen. Zum Glück erzählte Carsten so viel über den geplanten Gitarrenkauf, dass ich kaum etwas sagen musste und nachdenken konnte. Offensichtlich war die Zeit nach dem Abitur jetzt im Moment für ihn genauso real, wie vorher die Tatsache, dass er bald sterben musste. Diese beiden Realitäten konnten offensichtlich nebeneinander existieren, und es war meine Aufgabe, sie mit ihm zu teilen.

In derartige Situationen kann man immer wieder geraten, und dann stockt einem der Atem. Im Laufe der Jahre jedoch fiel es mir zunehmend leichter, den Sprung von einer Realität in die andere mitzumachen, ohne dabei zu straucheln. Wenn man dieses Geschehen einmal begriffen hat, fällt es auch nicht mehr schwer, das Kind oder den Jugendlichen auf seinen Gedankenreisen zu begleiten und ihm in beiden Welten ein guter Weggefährte zu sein. Ich habe verstanden, wie wichtig es ist, den Kindern von der einen Welt in die andere zu folgen, so wie es eben auch wichtig ist, sie bei ihren Phantasien zu unterstützen. Überlassen wir es also getrost den sterbenden Kindern und Jugendlichen, den Kahn des Gesprächs zu steuern, so wie sie auch die Geschwindigkeit oder die Zeiten bestimmen. Ab und zu sind Verständnisfragen notwendig, um den Kurs des Nachens zu stabilisieren. Niemals aber sind wir die Steuerleute, allenfalls dürfen wir ein wenig mitrudern.

Viele Menschen glauben an ein Leben nach dem Tod, doch niemand weiß, wie es aussieht. Kinder lassen gern ihrer Phantasie freien Lauf, um es sich vorzustellen, und mit ihren Geschichten teilen sie etwas Wichtiges mit. Das gilt vor allem für kleinere Kinder, die sich verbal noch nicht so gut ausdrücken können. Nicht selten wissen Kinder schon lange vor uns, dass beispielsweise ein Rückfall droht oder schon begonnen hat. Das gilt auch schon für kleine Kinder.

Der Weg von zu Hause in die Klinik führte für den vierjährigen Thomas immer an der Burg Hohenzollern vorbei, die, von Zinnen bekrönt, hoch auf einem Bergkegel am Rande der Schwäbischen Alb aufragt. Als einer seiner Freunde aus der Klinik gestorben war, sagte er zu seinen Eltern: »Der Andreas ist jetzt da oben auf der Burg.« Bald darauf erfuhr er vom Tod eines weiteren Mitpatienten, und auch er war für ihn auf die Burg gegangen. Jedes Mal, wenn er mit seinen Eltern an der Burg vorbeifuhr, redete er über seine Freunde auf der Burg. Einmal schlugen ihm die Eltern vor, eine Wanderung dorthin zu machen, was er strikt ablehnte, ohne es zu begründen. Eine ganze Weile ging es Thomas gut, und es gab keine Hinweise auf einen Rückfall seines Tumors. Eines Tages jedoch, als er wieder mit seinen Eltern an der Burg vorbeifuhr, sagte er ganz beiläufig: »Bald gehe ich auch auf die Burg.« Die Eltern begriffen sofort, was er ihnen damit sagen wollte, und sie fuhren voller Panik in die Klinik, wo sie uns sofort die Geschichte erzählten. Auch wir wussten, was sie bedeutete, und es überraschte uns nicht, dass wir nur wenig später Hinweise auf ein erneutes Wachstum des Tumors entdeckten, worauf Thomas dann auch rasch starb.

Das ist kein Einzelfall. Kinder spüren, dass in ihrem Körper wieder etwas vorgeht, was sie an frühere Krankheitsepisoden erinnert. Thomas hat mit seiner Aussage deutlich gemacht, dass er nicht mehr lange leben wird. Er tat dies etwas verschlüsselt, und die Eltern hätten seine Aussage überhören können. Manche Kinder werden noch deutlicher: »Das erlebe ich nicht mehr«, sagte zum Beispiel der fünfjährige Andreas, als sein Vater ihm erklärte, dass man auf Pfirsiche von einem neu gepflanzten Bäumchen einige Jahre warten müsse. Er stellte das ganz ruhig fest, und einige Tage später verschenkte er sein gesamtes Spielzeug an seine Freunde, mit der Begründung, er brauche es nicht mehr. Auch bei ihm waren wie bei Thomas noch keine Hinweise auf einen Rückfall gegeben, der dann allerdings bald danach auftrat. Ein anderer, 15-jähriger Patient, bestand darauf, seinem Patenkind Anfang Dezember schon sein Weihnachtsgeschenk zu geben. Er hat in der Tat Weihnachten nicht mehr erlebt.

Über die Wurzeln dieses Wissens oder dieser Ahnungen kann man nur spekulieren, Tatsache ist, dass die meisten unheilbar erkrankten Kinder ihr nahendes Ende spüren. Dass solche Vorahnungen aber schon zu Beginn der Erkrankung bestehen können, habe ich während meiner Berufszeit nur dreimal erlebt. Drei Kinder haben uns vom ersten Tag an signalisiert, dass sie nicht an eine Heilung glauben. Sie waren zwischen acht und zehn Jahre alt, und alle drei hatten eine bösartige Erkrankung, deren Heilungschancen nach unseren Erfahrungen sehr gut waren. All unsere Bemühungen, sie von dieser guten Prognose zu überzeugen, prallten an ihnen ab. Manchmal hatten wir das Gefühl, sie lächelten über unsere naiven Vorstellungen und unsere Bemühungen, sie von etwas zu überzeugen, von dem sie wussten, dass es nicht eintreffen würde. Aber sie wehrten sich auch nicht gegen die Behandlung, die am Anfang sogar erfolgreich zu sein schien. Eines der drei Kinder hat mich fast jeden Tag gefragt, ob ich wirklich daran glaubte, dass es wieder gesund würde. Ich erinnere mich, dass ich leider schließlich einmal ungeduldig auf diese Frage reagierte, weil ich den vermeintlichen Unglauben einfach nicht mehr ertragen konnte.

Am Anfang glaubten wir, dass die Kinder nur geschockt waren über die Art ihrer Erkrankung und sich einer depressiven Stimmung hingaben. Deshalb wehrten wir uns gegen ihre Aussagen und konnten sie nicht akzeptieren. Es war sicher auch richtig, ihnen zu widersprechen, denn viele Kinder haben am Anfang Schwierigkeiten damit, an ihre Zukunft zu glauben. Diesen Kindern muss man helfen, wieder Mut zu fassen.

In den geschilderten Fällen kam es bei allen drei Patienten zu einem unerwartet frühen Rückfall, der durch keine weitere Therapie zu beherrschen war, und sie starben bald, so wie sie es vorausgeahnt hatten.

Wut

Wut ist eine häufige Begleiterin schwerer Krankheiten. Die Tatsache, dass das Leben durch eine schwere Erkrankung so einschneidend verändert wird, macht vor allem Kinder oft sehr wütend. Besonders kleine Kinder haben wenig Hemmungen, ihren Zorn den Eltern und auch den Ärzten und Betreuern gegenüber deutlich zu machen.

Der fünfjährige Dietmar schrie mich wütend an, als ich ihm eine Infusion legte, was mit einem schmerzhaften Stich verbunden war: »Du bist ein riesengroßes Arschloch! Du tust mir weh!« Sein Gesicht war hochrot und wutverzerrt. Die Mutter, die sich immer sehr um ein gutes Benehmen ihres Sohnes bemühte, wurde abwechselnd rot und blass und wusste nicht recht, wie sie sich bei dem Herrn Professor für das ungehörige Benehmen ihres Sohnes entschuldigen sollte. Mir war eher zum Lachen zumute, was ich mir allerdings verkniff, weil ich Dietmar nicht den Eindruck vermitteln wollte, dass ich ihn auslachte. So schimpfte er weiter wie ein Rohrspatz, bis die Prozedur zu Ende war und die Infusion lief. Verzweifelt bemühte sich die Mutter, ihren schreienden Sohn zur Ordnung zu rufen, was ihr aber nicht gelang. Kaum war ich jedoch fertig, zeigte mir Dietmar sein neustes Auto, einen Buggy mit Schwungradantrieb. Großzügig lieh er es mir, und wir lachten gemeinsam über die Kapriolen des Spielzeugs. Seine berechtigte Wut war ebenso vergessen wie die Vorhaltungen seiner Mutter. Und nachhaltig übel nahm er mir die Schmerzen, die ich ihm hatte zufügen müssen, auch nicht.

Dies ist eine typische Geschichte aus dem Alltag eines Kinderarztes. Der Zorn des kleinen Patienten richtet sich in erster Linie gegen die als Belästigung empfundenen Prozeduren, die im Rahmen der Behandlung nötig sind, und weniger gegen den Verursacher. Das kann aber auch anders sein, wie die folgende Geschichte zeigt:

Bei dem 15-jährigen Gymnasiasten Jürgen war die Wut gar nicht so einfach zu erkennen. Er fühlte sich damals nicht sehr krank, als bei ihm die akute Leukämie diagnostiziert wurde und er zum ersten Mal auf die Station

kam. Jürgen fiel uns allen dadurch auf, dass er immer sehr höflich war und sich den ganzen Tag mit Schularbeiten beschäftigte – was wir unnatürlich fanden. Er betonte jedoch, dass er auf keinen Fall den Anschluss an seine Klasse verlieren wolle, und deshalb müsse er so viel lernen. Das klang eigentlich sehr vernünftig. Trotzdem hatte ich kein gutes Gefühl dabei. Bei einer Besprechung im Team kam heraus, dass es den anderen ebenso ging, ohne dass jemand eine gute Erklärung dafür hatte. So beschlossen wir, eine unserer Psychologinnen zu bitten, mit ihm einen thematischen Apperzeptionstest durchzuführen. Bei diesem psychoanalytisch fundierten Test werden der zu untersuchenden Person bestimmte Bilder vorgelegt, und sie sollen zu dem jeweiligen Bild eine Geschichte erzählen. Der Inhalt solcher Geschichten gibt oft erstaunlich gut Auskunft über die momentanen Gefühle des Patienten. So muss man sich um ein Kind Sorgen machen, wenn es beim Anblick einer Geige erzählt, dass dieses Instrument entzwei gegangen ist und niemand es reparieren kann. Es ist nicht abwegig, anzunehmen, dass dieses Kind – zumindest zu der Zeit, in der es diese Geschichte erzählt – nicht recht daran glaubt, wieder gesund zu werden.
Eines der Bilder ist ein weißes Blatt. Hier sollen die Untersuchten eine Geschichte erzählen, ohne durch ein bestimmtes Bild dazu angeregt zu werden. Und Jürgen erzählte: »Ein Mann kommt ganz unschuldig ins Gefängnis. Er hat nichts Schlimmes getan, und er hat keine Ahnung, warum er jetzt in der Zelle sitzt. Und deshalb ist er stinkwütend. Aber er hat auch eine furchtbare Wut auf den Gefängnisdirektor und die Wärter, die ihn eingesperrt haben und festhalten. Und er hat Wut auf

seine Mitgefangenen, die sicher im Gegensatz zu ihm wirklich etwas verbrochen haben. Aber er hat Angst, anderen Menschen etwas von seinem Zorn zu erzählen, denn er weiß nicht, wie sie darauf reagieren würden. Und so ist er trotz seiner schrecklichen Wut zu allen sehr freundlich, zum Direktor, zu den Wärtern und zu seinen Mitgefangenen.«

Es war dann nicht schwer, Jürgen seine eigene Geschichte zu erklären. Der Mann, der unschuldig im Gefängnis saß, war er selbst, und auch die anderen Personen waren leicht zu identifizieren. Und natürlich war er furchtbar wütend auf seine Krankheit, für die er nichts konnte, und auf die Situation, in die sie ihn gebracht hatte. Es war für ihn sehr befreiend, endlich darüber reden zu können und zu verstehen, dass seine Wut einen realen Grund hatte. Wir konnten ihm nun sagen, dass wir auch seinen Zorn gegen das Behandlungsteam verstehen und dass wir ihm deshalb keineswegs böse sind. Von nun an las er begeistert und machte Computerspiele, während die Schularbeiten in den Hintergrund rückten. Er hatte sich mit Hilfe der Psychologin erfolgreich mit seiner Wut auseinandergesetzt.

Die Wut kann aber auch ganz offen ausgelebt und manchmal für alle Beteiligten fast gefährlich werden:

Peter war ein zehnjähriger Junge, bei dem die Leukämie mehr durch Zufall entdeckt worden war. Er fühlte sich nicht krank und konnte es einfach nicht fassen, als er hörte, was jetzt zu seiner Behandlung notwendig war. Er tobte, und es war kaum möglich, ihm eine Infusion zu legen. Nur mit Mühe konnten seine Eltern ihn davon überzeugen, dafür stillzuhalten. Er beschimpfte die Schwestern, und auch der Stationsarzt bekam ständig sein Fett ab. An einem der nächsten Tage war Peter so wütend, dass er den Schlauch, der ihn mit der Infusionsflasche verband, durchbiss. Jetzt wurde es langsam problematisch. Seinen Zorn auszuhalten, war eine Sache, aber die notwendige Therapie über lange Zeit unter diesen Bedingungen durchzuführen, war kaum möglich. Alle Überredungsversuche der Schwestern, der Ärzte und der Eltern schienen nichts zu fruchten. Natürlich war es schließlich Aufgabe des Chefs, das Problem zu lösen. So ging ich zu ihm. Er sah mich grimmig an und erwiderte meinen Gruß nicht. »Darf ich mich zu dir setzen?«, fragte ich ihn. Er knurrte nur: »Ihr macht ja sowieso, was ihr wollt!« Das war kein guter Anfang. Ich begann zum wiederholten Mal, ihm seine Situation zu erklären. Als ich ihm sagte, dass es Kinder gibt, die sich nicht krank fühlen, obwohl sie eine Leukämie haben, schrie er mich plötzlich mit wutverzerrtem Gesicht an: »Du hast die Diagnose ja nur gestellt, weil du damit Geld verdienen willst!« Das hatte ich noch nie von einem Kind zu hören bekommen. Ich fragte ihn, ob er wirklich glaube, dass er gar keine Leukämie habe und wir den ganzen Zauber nur wegen des Geldes machen würden. »Na klar«, sagte er, »denn wo bin ich denn krank?« Ich fragte, ob ich ihm sein Knochenmark im Mikroskop zeigen sollte, in dem man die Leukämiezellen sehen kann. Zum ersten Mal hörte ich von ihm ein uneingeschränktes »Ja«.

So gingen wir ins Labor, und ich zeigte ihm zunächst, wie gesundes Knochenmark aussieht. Er war fasziniert von dem, was er im Mikroskop sah, und ich musste ihm die Namen der verschiedenen Zellen nennen. Er begriff sehr schnell, dass er ein buntes Bild vor sich hatte, als ich ihm erklärte, welche verschiedenen Bestandteile das Blut hat und welche Zellen jeweils dazugehören. Es war eine richtige Unterrichtsstunde, und er war neugieriger als mancher Student. Und dann zeigte ich ihm sein eigenes Knochenmark. Im Gegensatz zu dem normalen Mark sah er nun einen gleichförmigen Rasen von Leukämiezellen. »Das sieht ja ganz anders aus«, sagte er, bevor ich etwas erklärt hatte. Es war dann nicht mehr schwer, ihm zu vermitteln, dass es diese Zellen waren, die sich in seinem Knochenmark hemmungslos vermehrt hatten und dies auch weiter tun würden, bis sie ihn töteten, wenn wir nichts dagegen unternähmen.

»Ich möchte in mein Zimmer«, sagte er plötzlich, nachdem er eine Weile stumm dagesessen hatte. Ich brachte ihn auf die Station und er verkroch sich in seinem Bett. In den nächsten Stunden war er für niemanden zu sprechen. Aber von nun an machte er mit. Zwar war er nicht plötzlich zu einem einfachen Patienten geworden und konnte weiterhin atemberaubend maulen und schimpfen, doch wirkte es eher wie ein für ihn notwendiges Ritual. Vielleicht spiegelte sein Verhalten auch nur den Umgangsstil in seiner Familie wider. Seine ziellose Wut aber war durch den Blick ins Mikroskop verraucht, denn er hatte den Feind gesehen, gegen den er von nun an kämpfen musste, und das tat er mit Leidenschaft.

Die Wut vieler Kinder und Jugendlicher über ihre Erkrankung und alles, was damit zusammenhängt, richtet sich zuweilen natürlich auch gegen die Mitglieder des Behandlungsteams. Selbstverständlich wissen die jungen Patienten, dass es nicht die Schuld der anderen ist, dass sie so krank sind und so viel mitmachen müssen, aber es hilft ihnen, wenn sie ihre Wut herauslassen können und nicht schlucken müssen. In Geschichten, Spielen oder Bildern werden wir deshalb ertränkt, erschossen, eingesperrt oder wilden Tieren ausgeliefert. Dabei wissen die Kinder natürlich, dass sie ihre Krankheit nicht loswerden, indem sie uns beseitigen. Man kann ihnen erklären, dass man an ihrer Stelle auch wütend wäre, und gemeinsam über die Gründe für die Wut nachdenken. Manchmal ist es nicht leicht, die Attacken der kleinen Patienten auszuhalten, ohne sich persönlich angegriffen zu fühlen. Doch ironische Distanz oder gar Auslachen sind kein adäquater Umgang mit der Wut. Man muss die Wut als solche ernst nehmen, aber gleichzeitig von der eigenen Person abstrahieren und begreifen, dass man nur Projektionsfläche ist.

Mütter sind besonders häufig Zielscheibe von Wutattacken. Das ist schon im normalen Leben der Fall und kann sich dramatisch steigern, wenn ein Kind schwer krank und eine intensive Behandlung mit erheblichen Nebenwirkungen notwendig ist. Es ist manchmal erschreckend, mit anzusehen, welche Aggressionen Mütter aushalten müssen, und wie wenig sie dem entgegensetzen können, leiden sie doch selbst darunter, dass ihr Kind so schwer erkrankt ist.

Bei aller Toleranz müssen die Kinder aber auch lernen, dass die Belastbarkeit ihrer Mitmenschen Grenzen hat. Es hilft einem kranken Kind nicht, wenn die Mutter alle Wut und Aggression widerspruchslos hinnimmt und ihm irgendwann, am Rande ihrer Belastbarkeit angekommen, nicht mehr beistehen kann. Zum Entwicklungsprozess der Kinder gehört es, auszuloten, wie weit sie gehen können. Klar und immer wieder neu gesetzte Grenzen geben ihnen die Möglichkeit, sich sinnvoll zu orientieren, und verhindern, dass sie ständig ins Leere laufen.

Man sollte die Mütter darin unterstützen, ihren Kindern

den Sinn solcher Grenzen zu verdeutlichen. Dabei sind allerdings interkulturelle Unterschiede zu beachten. In türkischen Familien beispielsweise ist zu beobachten, dass kleine Jungen häufig das patriarchale Verhalten ihrer Väter bereits internalisiert haben und mit ihren Müttern umspringen, als seien sie nach dem Vater der zweite Herr im Haus. Die Mütter setzen dem meist nur wenig oder gar nichts entgegen. Solche kulturell bedingten Verhaltensweisen kann man nicht einfach durchbrechen. Es macht daher wenig Sinn, eine türkische Mutter während der Erkrankung ihres Kindes von der Problematik ihres Verhaltens zu überzeugen. Interessant ist es, zu beobachten, dass solche kleinen Paschas sich gegenüber den Schwestern in der Klinik anfangs sehr ähnlich verhalten wie gegenüber ihren Müttern, bevor sie – meistens recht schnell – erkennen, dass die Schwestern nicht ganz so geduldig sind wie ihre Mütter und dass sie mit ihnen anders umgehen müssen.

Psychische Schmerzen

Schmerzen sind ein sehr subjektives Phänomen, man kann sie nicht messen wie Fieber oder den Blutdruck, sondern muss dem Patienten glauben, wenn er über Schmerzen klagt. Oft ist die Ursache offensichtlich, so zum Beispiel bei einer ausgeprägten Schleimhautentzündung im Mund infolge der Chemotherapie. Auch Knochenmetastasen können äußerst starke Schmerzen hervorrufen, die manchmal nur durch sehr potente Medikamente bekämpft werden können. Aber nicht immer haben Schmerzen eine körperliche Ursache. Sie können auch Ausdruck seelischer Not sein. Eine solche eventuell anhaltende Schmerzstörung ist nicht einfach zu diagnostizieren, und Schmerzmedikamente sind in solchen Fällen nicht das probate Mittel.

Petra war ein zehnjähriges Mädchen, das bereits im Säuglingsalter an einem bösartigen Tumor erkrankt und erfolgreich behandelt worden war. Die Eltern, gläubige Christen und aktive Mitglieder einer Freikirche, berichteten, dass Petra ihnen zweimal von Gott geschenkt worden war, einmal bei der Geburt und einmal nach der erfolgreichen Behandlung des Tumors. Diese Vorstellung hatten sie auch ihrer Tochter im Verlauf ihres Lebens immer wieder vermittelt. Jetzt kam das Kind zu uns in die Klinik, weil erneut ein gleichartiger Tumor bei Petra entdeckt worden war. Solche Fälle werden vereinzelt beobachtet, und es ist nicht klar, ob es sich nach so vielen Jahren um einen Rückfall des ursprünglichen Tumors handelt oder ob das Kind zum zweiten Mal an einem Tumor desselben Typs erkrankt ist. Der Krebs hatte sich bereits in Petras ganzem Körper verbreitet. Vor allem in den Knochen fanden sich zahlreiche Tochtergeschwülste, die dem Kind zum Teil erhebliche Schmerzen bereiteten. Die Aussichten auf eine erneute Heilung waren schlecht, und die Eltern zögerten nicht, ihrer Tochter die Tragweite ihrer Erkrankung auch mitzuteilen. »Gott hat dich uns schon zweimal geschenkt! Wenn es sein Wille ist, wird er es auch ein drittes Mal tun«, sagten sie zu Petra, die das verstand und zu akzeptieren schien. Die Behandlung machte das Kind bald schmerzfrei, der Tumor verschwand und war über viele Monate nicht nachweisbar. Aber es war eine trügerische Ruhe, und dann kam es überraschend zu einem Rückfall, der ganz akut zur Erblindung des Kindes führte. Noch einmal konnten wir den Tumor zum Verschwinden bringen, jedoch änderte das nichts an der Tatsache, dass Petra nicht mehr sehen konnte. Während der gesamten Zeit erwies sie sich als ein außerordentlich fröhliches Kind, das bald der Liebling aller war. Sie baute fest darauf, dass es der Herrgott schon recht machen würde. Selbst als sie nur noch einen starken Lichtschein wahrnehmen konnte und in eine Blindenschule wechseln musste, verschwand ihre fröhliche Grundhaltung nicht. Sie fand sich in der neuen Schule erstaunlich rasch zurecht, und ihre Besuche in der Ambulanz waren weiter durch ihre Fröhlichkeit gekennzeichnet.

Fast ein ganzes weiteres Jahr ging ins Land. Petras Schulleistungen waren inzwischen wieder ebenso gut wie vor der Erblindung. Doch nun ließ sich ein erneutes – wenn auch langsames – Tumorwachstum nachweisen. An eine Heilung war nun endgültig nicht mehr zu denken. Wider besseres Wissen hatten auch wir bis dahin darauf gehofft. Wie stets zuvor sprachen die Eltern auch über diese neue Situation mit ihrem Kind. Es zeigte sich, dass Petra sich ihrer Situation bewusst war. Da sie aber praktisch keine Beschwerden hatte, wollte sie weiter in die Schule gehen.

Eines Tages jedoch brachten die Eltern Petra in die Klinik, weil sie an unerträglichen Schmerzen litt. Sie schrie und jammerte, dass ihr alles so furchtbar wehtäte. Wir konnten uns diese Aussage nicht erklären. Alle Schmerzmittel bis hin zu hohen Dosen Morphium halfen allenfalls vorübergehend, und immer, wenn das Mädchen aus dem Schlaf aufwachte, begann sie vor Schmerzen zu schreien. Wir hatten den Eindruck, dass Petra Angst vor dem Wachsein hatte. Sie verlangte ständig nach einer Spritze, um dann rasch wieder einzuschlafen. Die folgenden Nächte waren furchtbar. Trotz einer Dauerinfusion mit Schmerzmitteln wachte sie immer wieder schreiend auf und verlangte nach zusätzlichen Spritzen. Die Nachtschwester war morgens ganz erledigt. Das fröhliche Mädchen Petra war jetzt auch in den Wachphasen verschlossen und wirkte ganz verstört. Ihre Zutraulichkeit und Offenheit waren verschwunden. Das fanden wir angesichts der starken, therapieresistenten Schmerzen auch zunächst nicht verwunderlich. Aber irgendwann wurden die Angst und die Verzweiflung des kleinen Mädchens unübersehbar, ohne dass wir es uns erklären konnten.

Schließlich bat ich die Eltern zu einem Gespräch in mein Zimmer. Wir besprachen die Situation, und es zeigte sich, dass auch sie offenbar den guten Zugang zu ihrer Tochter verloren hatten, denn sie redete kaum noch mit ihnen. Ich wollte wissen, ob sie auch den Eindruck hatten, dass Petra unter großer Angst litt. Die Eltern bestätigten dies, gaben aber gleichzeitig an, dass sie keine Ahnung hätten, warum das so sein könnte. »Vielleicht hat sie durch den erneuten Rückfall nun doch Angst vor dem Sterben«, überlegte ich laut. Da widersprach mir der Vater unerwartet heftig: »Wir haben, wie sie ja gut wissen, immer alles offen mit Petra besprochen. Natürlich weiß sie, dass sie bald sterben muss. Wir haben kürzlich erst ausführlich darüber geredet. Wir waren uns ganz einig darin, dass dies Gottes Wille ist, und dass der Herrgott es schon recht machen würde.« Diese abschließende Äußerung des Vaters klang sehr überzeugt und ruhig, und ich bewunderte ihn ein wenig um seinen festen Glauben. Gleichzeitig revoltierte aber auch etwas in mir: Man kann doch den drohenden Tod seines Kindes nicht so gottergeben und nüchtern hinnehmen! Und so musste ich einfach fragen: »Haben Sie Petra bei den Gesprächen auch einmal gesagt, dass Sie trotzdem verzweifelt sein werden, wenn sie nicht mehr da ist, auch wenn dies Gottes Wille ist?« Ich wagte nicht, ihn auch noch zu fragen, ob er nicht zornig auf diesen Gott sei, der ihm sein Kind wegnehmen wolle. Das hatte ich schon von vielen gläubigen Eltern erfahren. Und jetzt saß vor mir der Vater eines sterbenden Mädchens und sagte ganz ruhig, der Herrgott würde es schon richtig machen. Petras Vater sah mich auf meine Frage erstaunt und fast ein wenig mitleidig an: »Das stimmt schon, dass ich schrecklich traurig sein werde, aber das werde ich Petra niemals sagen, denn dann verliert sie ja ihren Mut, ihre Hoffnung und vielleicht auch ihren Glauben.« Erneut war er ganz ruhig bei dieser Antwort, beinahe unbeteiligt.

Ich widersprach jetzt deutlich, denn irgendwie schien mir das alles nicht richtig zu sein. Alles in mir wehrte sich gegen diese nüchterne Haltung und diese so gefühllos wirkende Demut. Noch war mir allerdings ein Zusammenhang mit den Schmerzen nicht klar. Ich konnte die Äußerungen des Vaters einfach nicht ertragen und versuchte ihm deutlich zu machen, dass ich sein Verhalten völlig falsch fand. Der Vater wehrte sich heftig, ein Wort gab das andere, und schließlich sagte er, dass ich mich gefälligst nicht in Dinge einmischen solle, von denen ich nichts verstünde und die mich auch nichts angingen. Er stand auf und verließ ohne Gruß das Zimmer. Ich weiß nicht, ob er die Tür wirklich hinter sich zuschlug, aber ich empfand es so. Die Mutter hatte während der ganzen Auseinandersetzung wortlos dagesessen. Jetzt verabschiedete sie sich mit einem verlegenen

Lächeln, ohne selbst Stellung zu beziehen, und folgte ihrem Mann. Heute weiß ich, dass sie mir am liebsten Recht gegeben hätte, aber nicht wusste, wie sie das machen sollte, ohne ihren Mann zu kränken. Ich blieb ratlos und deprimiert zurück. Hatte ich alles falsch gemacht in meinem Eifer, Petra zu helfen? Am nächsten Tag nahmen die Eltern Petra trotz der Schmerzen mit nach Hause. Unser bis dahin so gutes Verhältnis schien durch meine Intervention zerstört. Der Vater machte sehr deutlich, dass sein Kind bei uns nicht mehr gut aufgehoben war.

Eine Woche später – wir hatten nichts mehr von Petra gehört – erschien sie mit ihrer Mutter in der Ambulanz. Zu unserer großen Überraschung war sie ohne Schmerzmittel völlig schmerzfrei. Ihr fröhliches Lachen war wieder so, wie wir es kannten, und die Erinnerung an ihre Schmerzen erschien uns wie ein schlechter Traum, aus dem wir zum Glück erwacht waren. Natürlich waren wir alle froh, erklären konnten wir uns den Wandel allerdings nicht. Der Tumor war deutlich weiter gewachsen, warum hatte sie keine Schmerzen mehr? Ich konnte nicht widerstehen, nahm die Mutter beiseite und fragte sie, was denn in der Zwischenzeit geschehen sei. Sie lächelte und meinte, sie wollte mir das sowieso erzählen. »Sie erinnern sich, wie wütend mein Mann beim letzten Gespräch auf Sie war«, begann sie. »Er hat nicht verstanden, was Sie sagen wollten. Ich habe dann zu Hause versucht, ihm deutlich zu machen, wie ich es verstanden habe. Aber das einzige Ergebnis war, dass er auch noch wütend auf mich wurde. Deshalb hat er dann auch verlangt, dass wir Petra nach Hause holen. Am nächsten Tag trafen er und Petra zufällig im Badezimmer aufeinander. Und da schrie sie ihn plötzlich an: ›Dir ist es ja völlig egal, dass ich sterben muss!‹ Und dann hat sie angefangen, bitterlich zu weinen. Da war es auch mit der tollen Fassung meines Mannes vorbei, und er brach völlig zusammen. Auch er begann zu weinen, und endlich konnte er seine ganze Verzweiflung loswerden. Denn in der Tat war, wie ich wusste, der Gedanke für ihn unerträglich, seinen Liebling verlieren zu müssen. Das hat er ihr dann auch gesagt. Sie haben dann eine ganze Zeit zusammen auf dem Wannenrand gesessen und miteinander geweint und sich aneinander festgehalten. Und seitdem sind die Schmerzen verschwunden«, schloss die Mutter ihren Bericht ab.

Petra war wahrscheinlich auch zornig auf ihren Herrgott, weil er ihr das alles antat, aber ihre Eltern hatten immer wieder betont, dass man Gottes Willen akzeptieren müsse. Widerspruch war für sie nicht möglich. Aber noch schlimmer als der Zorn auf Gott war für sie das gottergebene Verhalten des Vaters, das sie in ihrem kindlichen Denken als Gleichgültigkeit interpretieren musste. Der seelische Schmerz bei dem Gedanken, dass ihr baldiger Tod den Vater völlig ungerührt lässt, war so groß, dass er sich in real gefühlten körperlichen Schmerzen Bahn brach. Man kann zwar bei Tumorpatienten in der Regel davon ausgehen, dass Schmerzen eine organische Ursache haben. Wenn aber, wie bei Petra, die Schmerzen auch mit den stärksten Mitteln nicht zu bekämpfen sind, sollte man in Betracht ziehen, dass sie Ausdruck einer großen seelischen Not sind, und versuchen, deren Ursache zu ergründen.

Ich bin oft von Eltern gefragt worden, ob ich an Gott glaube, und habe mit dieser Frage immer etwas Schwierigkeiten gehabt, weil ich zwar im christlichen Glauben erzogen wurde und der evangelischen Kirche angehöre, jedoch bisher keine klare Antwort für mich auf diese Frage gefunden habe. Ich habe aber schon früh gelernt, dass ein Mensch, auch wenn er sich als überzeugter Atheist bezeichnet, ins Wanken kommt, wenn das eigene Kind sterben muss. Deshalb habe ich die Vertreter der evangelischen und der katholischen Kirchen in Württemberg, die lange Zeit nur sonntags in unserer Klinik vertreten waren, davon überzeugt, auch im Alltag einer großen Klinik für die Patienten und ihre Angehörigen präsent zu sein, und es hat sich gezeigt, dass viele Eltern in ihrer Not das Gespräch mit einem Geistlichen suchen. Das Angebot eines religiösen Beistands für Menschen anderer Glaubensrichtungen, zum Beispiel für die zahlreichen Muslime, gibt es an der Tübinger Kinderklinik leider bis heute nicht.

Eine unserer Pfarrerinnen hat auf die Frage, wie sie zu Gott steht, oft geantwortet, dass auch sie diesen Gott nicht verstehe, der Kinder leiden und sterben lässt und dass es sie jedes Mal, wenn es geschieht und sie dabei zusehen muss, zornig macht. Aber es gehöre zum Wesen Gottes, dass man ihn nicht vollständig verstehen kann. Ich fand diese Aussage hilfreich und habe sie in der gleichen oder einer ähnlichen Formulierung häufig als Antwort auf die Frage nach meinem Gottesglauben gegeben. Auch hier wäre vielleicht eine klar bejahende Antwort für manche Eltern hilfreicher gewesen. Aber ich wollte auch in dieser Frage nicht lügen.

Auch Kinder und Jugendliche treibt die Frage nach Gott um. »Wenn ich ihn da oben treffe«, sagte einmal ein sterbendes neunjähriges Mädchen, »werde ich ihm sagen, dass es unfair ist, dass wir schon so jung sterben müssen.« Ich habe sie sehr in diesem Vorhaben bestärkt. Neben dem ungerechten kommt auch der strafende Gott in den Phantasien der Kinder vor, besonders natürlich dann, wenn sie in einer Umgebung aufwachsen, in der die Strafe Gottes zum religiösen Glauben gehört. Größeren Kindern hilft es, wenn man ihnen signalisiert, dass man ihre Zweifel teilt, den Kleineren hilft man aber sicher nicht, wenn man seine eigene Unsicherheit artikuliert. Für sie ist der Glaube, insbesondere auch an ein Leben nach dem Tod im Paradies, sehr stützend.

Ihren Glauben an ein Wunder sollte man auch großen Kindern und Jugendlichen nicht ausreden. Auch wenn ich davon überzeugt bin, dass Wunder sehr selten sind und in der Medizin eigentlich gar nicht vorkommen, so kann ich mich doch an Kinder erinnern, deren Heilung an ein Wunder grenzte und mit medizinischem Wissen kaum oder gar nicht zu erklären war (vgl. Kap. 6). Was schadet es, wenn man den Kindern versichert, dass man ihren Glauben an ein Wunder versteht und mit ihnen hofft, dass es eintreten wird? Das ist keine Lüge, auch keine barmherzige, sondern es ist Teil der Hoffnung, die wir den Patienten nicht nehmen dürfen.

Kinder, die wissen, dass sie sehr bald sterben werden, äußern nicht selten noch einen Wunsch.

Die 14-jährige Susanne hatte einen sehr bösartigen Tumor in der rechten Brust. Der Frauenarzt, dem sie deshalb vorgestellt wurde, entfernte ihr den Tumor operativ und schickte sie dann zur weiteren Behandlung zu uns. Susanne war ein fröhliches, hoch aufgeschossenes Mädchen, die sehr schnell Zuneigung zu mir fasste. Sie ging so weit, dass sie mir eines Tages erklärte, der Mann, den sie einmal heiraten würde, müsse so sein wie ich. Ich antwortete, dass ich das verstehen könne, da ich ja deutlich größer sei als sie. Sie sah mich mit einem Blick an, der große Zweifel daran deutlich machte, dass ich sie richtig verstanden hätte. Dabei beließ ich es.

Ich freute mich immer, wenn Susanne zur Behandlung kam, weil die Gespräche mit ihr sehr unterhaltsam waren. Sie war meistens fröhlich und schlagfertig, wenn ich sie ein wenig provozierte. Nach einem Jahr hatte sie einen Rückfall mit Tochtergeschwülsten an verschiedenen Stellen. Eine erneute Chemotherapie brachte keinen Erfolg, und die Tumore wuchsen weiter. Vor allem aber war ihr Knochenmark infiltriert und die Blutbildung wurde immer schlechter.

Eines Tages wollte sie mich zusammen mit ihrer Mutter sprechen. Sie eröffnete mir, dass sie noch einmal nach Tunesien an den Strand wollte, wo sie so herrliche Urlaube verbracht hatte. Es stellte sich heraus, dass die Mutter bereits die Möglichkeiten mit dem Reisebüro eruiert hatte. Natürlich ist die Erfüllung eines derartigen Wunsches nicht einfach, denn ihr Zustand war bereits sehr

schlecht, und man konnte sich eine Menge Dinge vorstellen, die bei dieser Reise passieren konnten. Ich bat mir Bedenkzeit aus, besprach die Angelegenheit mit meinem Team und entschied, ihr die Erfüllung ihres Wunsches zu ermöglichen. Wir transfundierten ihr so viel Blut, dass es für 14 Tage reichen musste, stellten eine Reiseapotheke zusammen und besprachen mit Mutter und Tochter die möglichen Probleme, die auftreten könnten. Schließlich schloss die Mutter auf unser Anraten noch eine Rücktransportversicherung ab, und dann ging die Reise los. In den nächsten 14 Tagen hörten wir nichts von Susanne. Ich vermute, jeder im Team dachte immer mal wieder darüber nach, wie es ihr in Tunesien erging. Nach Ablauf der zwei Wochen kam sie zurück, war braungebrannt und sah – wenn man es nicht besser wusste – aus wie ein Mensch, der einen erholsamen Urlaub verbracht hat. Es war offensichtlich ein Erfolg, sie hatte die Zeit in vollen Zügen genossen und erzählte uns von ihren Erlebnissen. Vielen von uns hatte sie ein kleines Geschenk mitgebracht. Ich bekam ein kleines Plüschkamel, das von da an auf dem Bücherregal in meinem Zimmer stand und mich immer an Susanne erinnern sollte. Aber noch war es nicht so weit.
Nach einigen Wochen, in denen sie noch sehr aktiv war, ging es ihr zunehmend schlechter, und eines Tages verabschiedete sie sich von uns, um von nun an bis zu ihrem Ende zu Hause zu bleiben. Im Gehen lud mich die Mutter auf einen Besuch ein, und als ich nickte, fragte Susanne: »Versprochen?« »Versprochen«, gab ich zur Antwort, wohl wissend, dass ich dieses Versprechen bald einlösen musste. In der Klinik war sehr viel los, und ich hatte eigentlich keine Zeit für den Besuch, denn immerhin

wohnte sie in einem Dorf auf der Schwäbischen Alb, fast 40 Kilometer von Tübingen entfernt. Ich hatte meiner Frau davon erzählt, und als das zweite Wochenende nahte, erinnerte sie mich an mein Versprechen.
So rief ich am Samstagmorgen Susannes Mutter an. Sie berichtete, dass es Susanne sehr schlecht gehe, und sie viel vor sich hindöse, oft aber auch sehr unruhig sei. Am Anfang habe sie mehrmals gefragt, ob ich käme. Aber in der letzten Woche habe sie das Thema nicht mehr angesprochen. Die Mutter hatte jedoch das Gefühl, dass Susanne immer noch auf mich wartete, und ich sagte ihr, dass ich gleich losfahren würde. Ich erinnere mich noch gut an den schönen klaren Herbsttag, an dem ich in die Berge fuhr. Susannes Mutter hatte mir den Weg genau beschrieben, und es war nicht schwer, das richtige Haus in dem kleinen Dorf zu finden. Als sie mir öffnete, sagte sie, dass sich die Situation seit meinem Anruf weiter verschlechtert habe und dass Susanne kaum mehr reagiere. Ich ging zu ihr und musste wieder einmal mit Schrecken feststellen, was der nahe Tod aus dem blühenden Gesicht eines jungen Menschen macht. Susanne schien zu schlafen, doch als ich sie ansprach, schlug sie die Augen auf, und ein Leuchten huschte über ihr Gesicht. Sie sah mich kurz an, dann nickte sie nur und schloss die Augen wieder. Ich habe dann eine ganze Weile an ihrem Bett gesessen und ihre Hand gehalten. Sie schien ruhig zu schlafen, gesprochen haben wir nichts. Als ich mich schließlich mit dem ortsüblichen »Ade« verabschiedete, schlug sie noch einmal die Augen auf und lächelte mich an. Dann schloss sie die Augen wieder, und ich machte mich auf den Heimweg.
Am Abend rief mich die Mutter an und berichtete, dass

Susanne nach meiner Abfahrt ganz ruhig eingeschlafen und aus dem Schlaf nicht mehr erwacht war. »Susanne hat wohl wirklich auf Sie gewartet«, sagte die Mutter und bedankte sich nochmals für den Besuch. Wieder einmal hatte ich Glück gehabt und im letzten möglichen Moment das Richtige getan.

Im Fall der neunjährigen Jessika kam ich leider zu spät. Auch ihr hatte ich einen Besuch versprochen. Sie hatte einen Hirntumor und ihr Sterben verlief ganz langsam über viele Wochen. Als ich sie kennenlernte, war sie ein lebhaftes, fröhliches Kind gewesen, und wir hatten viel Spaß miteinander gehabt. Der inoperable, wachsende Tumor hatte jedoch zunehmend einzelne Körperfunktionen zerstört. Schließlich war ich zu ihr nach Hause gefahren. Sie lag bewegungslos auf dem Sofa im Wohnzimmer. Ihre schönen großen dunklen Augen starrten ins Leere. Meine Begrüßung führte zu keinerlei Reaktion, und das blieb so während des ganzen Besuchs. Die Eltern berichteten, dass ihr Zustand schon seit mehr als einer Woche so sei, und dass auch sie keinen Kontakt zu ihrer Tochter bekämen. Jessika nahm offensichtlich nicht mehr wahr, was um sie herum geschah.

Bei Jessika hatte ich mein Versprechen nicht gehalten, was mir sehr zu schaffen machte. Hatte ich wirklich keine Zeit gehabt oder wollte ich vielleicht doch dem letzten Treffen mit dem sterbenden Kind aus dem Weg gehen, weil ich ihm nichts Tröstliches zu sagen wusste? Ich weiß es nicht, aber die Möglichkeit, dass ich mich gedrückt habe, ist leider durchaus denkbar.

Viele Kinder nehmen vor ihrem Tod Abschied; von ihren Eltern, Geschwistern und Freunden, aber auch von den Mitgliedern des Behandlungsteams. Häufig ist es ein klarer Vorgang, der alle Elemente eines Abschieds beinhaltet. Manchmal ist es aber auch ein indirekter Abschied, der einem erst im Nachhinein bewusst wird.

Anna war ein 15-jähriges Mädchen mit einem Knochentumor. Die Lokalisation und die Größe des Tumors waren dergestalt, dass an eine radikale operative Entfernung nicht zu denken war. Auch die Bestrahlung war schwierig bei der Art des Tumors, so dass wir alles auf die Chemotherapie setzen mussten. Annas Eltern waren geschieden, sie war das einzige Kind und lebte bei der Mutter, die an schweren Depressionen litt und sich in psychiatrischer Behandlung befand. So war Anna es gewohnt, mit ihren Problemen weitgehend allein fertig zu werden, was ihr aber nun mit ihrer Krankheit kaum gelang. Sie hatte schreckliche Angst vor dem Sterben und war bereit, alles auf sich zu nehmen, um dies zu verhindern. Gleichzeitig litt sie schrecklich unter den Nebenwirkungen der Medikamente. Die gesamte Behandlungszeit gestaltete sich daher schwierig.

Von Anfang an hatte sie die Angewohnheit, die sie bewegenden Fragen immer und immer wieder zu stellen. Dabei lauerte sie ständig auf Widersprüche und erforschte den Wahrheitsgehalt jeder Aussage. Auf diese Weise vermittelte sie uns ein ständiges Misstrauen, das uns innerlich häufig ungehalten machte. Manchmal war das ewige Frage- und Antwortspiel fast unerträglich: »Glauben Sie, dass ich wieder gesund werde? Glauben Sie, dass ein Rückfall kommt? Ist es möglich, dass die Behandlung nicht ausreicht? Was machen Sie, wenn der Rückfall doch kommt? Ist mein Tumor sehr schlimm? Haben Sie schon einen solchen Fall wie mich erlebt?« Mit solchen und ähnlichen Fragen in unzähligen Variationen bombardierte sie täglich alle, mit denen sie es zu tun hatte. Der Wortlaut der Antworten wurde auf die Goldwaage gelegt, und da er natürlich von Mal zu Mal, von Antwort zu Antwort und von Antwortendem zu Antwortendem nicht immer deckungsgleich sein konnte, war dies ein steter Anlass zu erneutem Misstrauen und neuen Fragen. Dabei versuchte sie immer, lieb zu sein, und zeigte Verständnis für unsere gelegentlich nicht zu verbergende Ungeduld, die immer wieder aufkam, auch wenn man sich noch so viel Mühe gab. Letztendlich waren ihre Fragen ja nicht falsch, sondern einfach Ausdruck ihrer großen Angst und Unsicherheit; ihr Misstrauen galt nicht so sehr uns, als vielmehr ihrer eigenen Zukunft.

So vergingen Monate der Behandlung. Anna beschäftigte das ganze Team, und ihr Fall nahm unendlich viel Zeit in den Teambesprechungen ein. Nicht sehr lang nach Ende der primären Therapie entdeckten wir dann die Lungenmetastasen. Anna drang auf eine rasche erneute Therapie, die eine Operation und anschließende Bestrahlung mit einschloss. Wieder fragte sie viel, aber jetzt waren die Fragen nicht mehr so eindringlich wie zuvor. Manchmal schien es sogar, als fragte sie nur noch aus Gewohnheit. Sie gab sich schneller mit Antworten zufrieden, und manchmal schien ihr Blick zu sagen: »Ich weiß ja, ihr wisst auch nicht mehr als ich.« Sie erholte sich rasch von der Operation und der Bestrahlung und blühte noch einmal auf. Doch diese Zeit war nur kurz, die Entdeckung von neuen Lungenmetastasen machte alle Hoffnung endgültig zunichte. Ihr Zustand verschlechterte sich rasch, sie musste bald wieder in die Klinik aufgenommen werden, weil sie Sauerstoff brauchte und die Situation für sie zu Hause unerträglich geworden war. Bald brachte auch der Sauerstoff kaum mehr Linderung für ihre durch die Lungenmetastasen ausgelöste Atemnot, und es war entsetzlich zuzusehen, wie sie nach Luft rang. »Helft mir doch«, bat sie verzweifelt. Wir beschlossen, sie von der Atemnot zu erlösen. Die einzige Möglichkeit dazu war eine Narkose auf der Intensivstation mit Dauerbeatmung, da kein Medikament ihr mehr half. Die Alternative wäre allenfalls eine aktive Sterbehilfe gewesen, also eine tödliche Injektion, die ihr Leiden schlagartig beendet hätte. Dies kam für uns allerdings nicht in Frage. Anna war mit unserer Entscheidung einverstanden, und als wir auf die Narkoseärzte warteten, setzte ich mich an ihr Bett und nahm ihre Hand. Es war fast nicht zu ertragen, mit ansehen zu müssen, wie sie um Luft rang. »Merke ich etwas davon, wenn man mich beatmet?«, presste sie Wort für Wort zwischen einzelnen Atemstößen hervor, das Reden strengte sie schrecklich an und vermehrte ihre Atemnot. »Nein«, versicherte ich ihr, »deshalb bekommst du ja eine Narkose, damit du nichts davon merkst.« Sie sah mich eine Weile nach Luft ringend an. Dann fragte sie: »Muss ich jetzt sterben?« »Ich weiß es nicht, denn man kann das nicht genau voraussagen. Aber wahrscheinlich ist es schon«, setzte ich etwas leiser hinzu. Nach einem Moment, der mir wie eine Ewigkeit erschien, nickte sie langsam und sah mich dabei weiter an. Wieder nach einer Weile, in der sie nach Luft rang, drückte sie meine Hand und sagte: »Danke«, und fügte dann hinzu: »für alles, euch allen!« Ein Lächeln huschte über ihr Gesicht, als wollte sie sagen: »Ich weiß, dass ich euch oft auf die Nerven gegangen bin, aber ich weiß auch, dass ihr mir deshalb nicht böse seid.« Ich drückte ihre Hand, sie konnte nichts mehr sagen. Als die Narkoseärzte kamen, versetzten sie Anna in einen tiefen Schlaf, aus dem sie nicht mehr erwachen sollte.

Erst nach Annas Tod wurde mir richtig bewusst, dass sie von uns Abschied genommen hatte, wohl wissend, dass es aus der Narkose kein Zurück mehr gab. Sie hatte sich aber nicht nur verabschiedet, es war ihr sogar noch wichtig gewesen, sich bei uns zu bedanken. Es half allen sehr, als ich davon berichtete. Wir hatten ein schlechtes Gewissen, weil wir ab und zu ungeduldig mit ihr gewesen waren und gelegentlich vergessen hatten, dass sie ja eigentlich niemanden außer uns hatte, denn ihre Mutter konnte ihr nicht beistehen. Ich denke, dass viele von uns nicht nur traurig waren, sondern auch froh darüber, dass Anna uns allen die Ungeduld verziehen hatte.

Die Geschichte von Anna macht deutlich, dass es auch für das Behandlungsteam wichtig ist, Abschied zu nehmen. Dazu gehört, dass sich die Mitglieder nach dem Tod eines Kindes oder Jugendlichen zusammensetzen und noch einmal gemeinsam über den Patienten nachdenken. Der eine oder andere wurde vielleicht durch das Schicksal dieses Patienten besonders belastet, oder er hatte vermeintlich oder sogar wirklich etwas falsch gemacht. Jede einzelne Geschichte muss einen vernünftigen Abschluss erhalten. Die Beerdigung wäre eine sinnvolle Möglichkeit dafür. Allerdings ist es für das Team unmöglich, gemeinsam zu jeder Beerdigung zu gehen. An der Beerdigung eines Patienten sollten deshalb nur diejenigen Mitglieder des Teams teilnehmen, denen es ein echtes Bedürfnis ist, weil sie von einem Kind, dem sie über die Zeit näher gekommen sind, auf diese Weise Abschied nehmen möchten.

Pathologische Trauer

Trauer spielt eine wichtige Rolle bei der Verarbeitung des Todes eines geliebten Menschen. Menschen trauern sehr unterschiedlich, was unter Umständen sogar zu Problemen innerhalb einer Partnerschaft führt, weil der eine die Art, wie der andere trauert, nicht nachvollziehen kann, oder weil der eine Partner dem anderen vorwirft, dass er nicht genug trauert. Es gibt aber auch Formen der Trauer, die als pathologisch zu bezeichnen sind. Der Vater eines Mädchens, das in unserer Klinik starb, trauerte in einem Ausmaß, das als übertriebene Trauerreaktion im pathologischen Sinn gesehen werden musste. Dieser Fall hat mich lange beschäftigt.

> Margarete, ein zwölfjähriges Mädchen mit einer akuten Leukämie wurde bei uns unter dramatischen Umständen aufgenommen. Sie hatte eine durch die Erkrankung ausgelöste schreckliche Blutungsneigung, die zu ständig neuen Blutungen führte. Nach einigen Tagen gelang es uns jedoch, das Problem in den Griff zu bekommen, und am zwölften Tag schien die Blutungsneigung verschwunden zu sein, was die entsprechenden Laborwerte auch belegten. Gemeinsam mit den Eltern atmeten wir auf, und Margarete war guter Dinge und hatte sich schon damit auseinandergesetzt, dass sie durch die geplante Chemotherapie ihre wunderschönen langen Haare verlieren würde. Doch plötzlich klagte sie über heftige Kopf-

schmerzen und wurde bewusstlos. In kurzer Zeit kam es zur Atemlähmung, und alle verzweifelten Versuche, ihr Leben zu retten, waren erfolglos. Die Ursache für das schreckliche Ereignis war eine Hirnmassenblutung zu einem Zeitpunkt, als wir die Blutungsneigung schon überwunden glaubten.

Herr und Frau L. betrieben gemeinsam ein Geschäft und waren ausgesprochen sympathische Leute. Dennoch überraschte es uns, als der Vater eine Woche nach der Beerdigung seiner Tochter mit einem riesigen Geschenkkorb auf die Station kam, um sich für die Betreuung zu bedanken. Ich erinnere mich gut, dass mich trotz der Freude ein merkwürdiges Gefühl beschlich, zumal die Zeit unseres Miteinanders sehr kurz und der Ausgang katastrophal gewesen war. Ich glaube, ich war nicht der Einzige, der so fühlte, was uns aber nicht daran hinderte, die köstlichen Wurstwaren in gemeinsamer Runde in Erinnerung an Margarete zu verspeisen.

Mehr als ein Jahr ging ins Land, als mir eines Morgens die Nachtschwester ausrichten ließ, dass Margaretes Mutter nachts um drei angerufen und gefragt habe, ob ich auf der Station sei. Als die Schwester verneinte, habe Frau L. aufgelegt. Ich rief sie daraufhin an, und sie berichtete, dass ihr Mann nach Margaretes Tod immer schweigsamer geworden sei und schließlich auch mit ihr nicht mehr geredet habe, während er die Kunden im Laden bis zum Schluss auf seine gewohnt leutselige Weise bedient habe. Am Vortag war er durch das geschlossene Fenster im ersten Stock gesprungen, wobei er sich vor allem Schnittwunden zugezogen hatte. Er wurde in die nächste chirurgische Klinik gebracht, wo er erklärte, dass sie sich keine Mühe geben müssten. Sie brauchten nur ein Blutbild zu veranlassen, denn er hätte nun auch Leukämie und ginge jetzt zu seiner Tochter. Natürlich war das Blutbild in Ordnung und die Chirurgen überwiesen Herrn L. in das nächste psychiatrische Landeskrankenhaus.

Frau L. war verzweifelt, denn in der Psychiatrie hatte man ihr gesagt, man werde ihren Mann zunächst einige Wochen beobachten und dann weitersehen. Ich telefonierte mit dem zuständigen Arzt, der mir sagte, er habe das Gefühl, dass es sich um einen akuten Fall handele und dass er den Patienten gern in die Psychiatrie nach Tübingen zur akuten Krisenintervention verlegen würde. Er habe dort bereits angerufen, aber man habe ihm bedeutet, dass es keinen Platz gebe. Ein Gespräch mit dem Chef der Psychiatrie bestätigte meinen Verdacht, dass es sich bei Margaretes Vater um eine pathologische Trauerreaktion handeln könnte. Der Kollege besorgte noch am gleichen Tag ein Bett. Schon nach wenigen Tagen wurde Margaretes Vater mit Medikamenten und einer Überweisung für eine begleitende Gesprächstherapie nach Hause geschickt, wo er sich rasch erholte, wie mir Frau L. am Telefon berichtete. Ein Jahr später kamen Herr und Frau L. erneut mit einem großen Geschenkkorb auf die Station, um uns an der Freude über ein neugeborenes Kind teilnehmen zu lassen. Ich glaube, ich spreche für das gesamte Team, wenn ich sage, dass uns allen der Inhalt dieses zweiten Geschenkkorbes sehr viel besser geschmeckt hat.

Trauer ist wichtig, um einen Verlust zu verarbeiten, und Menschen gehen sehr unterschiedlich damit um. Die Erfahrung zeigt, dass Männer eher dazu neigen, sich in ihrer Arbeit zu vergraben und nicht über das Thema zu sprechen, während Frauen das Verhalten ihrer Männer oft nicht richtig verstehen und eventuell sogar völlig falsch einschätzen. Sie möchten in der Regel reden, vor allem über ihr gestorbenes Kind. Es ist wichtig, den Eltern einige Zeit nach dem Tod ihres Kindes nochmals ein Gespräch anzubieten. In erster Linie geht es dabei darum, die Ereignisse der letzten Wochen vor dem Tod und während des Sterbens zu rekapitulieren und eventuelle Unklarheiten aufzudecken und zu beseitigen. Dieses Gespräch sollte den Eltern und Geschwistern aber auch die Möglichkeit bieten, über ihre Trauer zu sprechen. Nicht alle Eltern folgen einer derartigen Einladung, aber viele sind dankbar für dieses Angebot.

Mitarbeiter meiner Klinik luden einmal zu einem Trauergottesdienst ein, zum Gedenken an alle Kinder und Jugendlichen, die im Jahr zuvor dort gestorben waren. In der lokalen Zeitung gab es eine Vorankündigung, und zu unserer Überraschung kamen nicht nur viele Angehörige der bei uns verstorbenen Kinder, sondern auch eine große Zahl von Menschen, deren Kinder keine Patienten unserer Klinik gewesen waren. Sogar Eltern, die ihre erwachsenen Kinder zu betrauern hatten, waren unter den Teilnehmern. Es gab offensichtlich ein großes Bedürfnis bei diesen Menschen, ihrer verstorbenen Kinder im Kreis von anderen Betroffenen zu gedenken. Seitdem findet dieser Gottesdienst einmal im Jahr statt, und jedes Mal mit großer Resonanz. Beim Bau unserer neuen Klinik haben wir dann auch zwei Räume eingeplant, in denen die verstorbenen Kinder und Jugendlichen aufgebahrt werden können, sodass auch die Familienmitglieder, die beim Sterben nicht anwesend waren, Abschied nehmen können. Damit haben wir den Automatismus durchbrochen, dass die verstorbenen Kinder sofort von der Station in die Pathologie gebracht und von dort dann von einem Bestattungsunternehmen abgeholt werden. Dieser Vorgang hat bei Eltern immer wieder zu heftigen emotionalen Reaktionen geführt.

»Mein Kind stirbt immer wieder!«

Als wir vor einigen Jahren in Tübingen unsere neue Klinik eröffnen konnten, veranstalteten wir einen Tag der offenen Tür. Es kamen sehr viele Menschen, darunter auch Eltern von in der Vergangenheit bei uns verstorbenen Kindern. Alle freuten sich mit uns über die schöne neue Klinik. Doch plötzlich sagte eine Mutter ganz traurig: »Jetzt ist wieder ein Stück von meiner Elke gestorben, denn hier erinnert mich nichts mehr an sie.«

Tatsächlich ist ein wichtiger Schritt für viele Eltern bei der Verarbeitung ihres Verlustes der erneute Gang in die Klinik, in der ihr Kind bis zum Schluss betreut wurde. Manche kommen erst lange nach dem Tod ihres Kindes. Sie berichten, dass sie schon viele Male an der Klinik vorbeigefahren seien oder davor gestanden und sich nicht hinein getraut hätten. Schließlich haben sie sich jedoch überwunden, denn sie wussten ja, dort sind Menschen, die ihre Kinder gekannt haben und mit denen man deshalb gut über sie reden kann.

> Vor einiger Zeit stand plötzlich eine Mutter vor mir, deren Tochter Sylvia vor mehr als einem Jahr bei uns verstorben war. Sie berichtete zunächst – unterstützt von meinen Nachfragen – wie es ihr und ihrer Familie ergangen war. Dann kamen wir auf Sylvia zu sprechen und erinnerten uns gemeinsam an viele fröhliche Erlebnisse mit ihr, denn es hatte häufig Anlass gegeben,

mit ihr zu lachen, zumal sie eine begeisterte Erzählerin von Witzen war. Die Mutter erzählte dann Sylvias Lieblingswitz, den ich längst wieder vergessen hatte, und wir lachten herzlich darüber. Plötzlich fing die Mutter an zu weinen, und es dauerte eine Weile, bis ich den Grund für ihren Stimmungsumschwung begreifen konnte. »Bei Ihnen darf Sylvia in der Erinnerung leben und stirbt nicht erneut«, stieß sie schließlich unter Schluchzen hervor. »Die meisten Menschen meiden das Thema wie die Pest, und wenn ich auf Sylvia zu sprechen kommen will, weicht auch mein Mann sofort aus und redet über etwas anderes. Dabei möchte ich doch so gern über Sylvia reden.«

Vielen Eltern geht es wie Sylvias Mutter. Freunde, Verwandte und Bekannte haben das Gefühl, dass sie die Eltern traurig machen, wenn sie über das gestorbene Kind reden. Sylvias Mutter hatte das Gefühl, dass bei jeder Begegnung mit anderen Menschen ihre Tochter durch das Schweigen erneut sterben musste, weil sie nicht in der Erinnerung leben durfte. Das Kind soll aber in der Erinnerung der Eltern und Geschwister weiterleben dürfen, und dazu gehört es, dass man über es redet. Ich bin selbst mit einer Schwester groß geworden, die schon vor meiner Geburt starb. Bei vielen Gelegenheiten wurde immer wieder von ihr erzählt. Für meine Eltern und Geschwister durfte sie in der Erinnerung weiterleben und selbst für mich, der ich sie nie kennengelernt habe, war sie sehr real und eines von uns sechs Kindern. Man sollte den Eltern die Freude machen, mit ihnen über ihr gestorbenes Kind zu reden, und diesem Thema nicht ausweichen. Ich bin davon überzeugt, dass manche Eltern nur deshalb immer wieder in die Klinik kommen, weil sie genau wissen, dass wir gern mit ihnen über ihre

Kinder reden, sind sie es doch, die uns miteinander verbinden und über die wir gemeinsame Erlebnisse teilen.

Das »neue« Kind

Nicht selten entscheiden sich Eltern nach dem Tod eines Kindes für ein weiteres, ein neues Kind. Ich habe es sogar erlebt, dass sie dies dem sterbenden Kind versprechen mussten. Diese Kinder wollten auf beeindruckende Weise ihren Eltern dabei helfen, den Verlust zu lindern. Manche Eltern haben uns ganz stolz ihren neuen Nachwuchs gezeigt, und wir haben uns mit ihnen gefreut. Es kommt aber auch vor, dass das neue Kind ein Ersatz für das verstorbene sein soll. Das kann für alle Beteiligten zur Katastrophe werden, denn es ist nicht möglich, ein totes Kind durch ein anderes Kind zu ersetzen. Es wird immer anders sein und es kann den Vorstellungen der Eltern nie gerecht werden. Wie belastend eine solche Ersatzrolle bis in das Erwachsenenleben hinein sein kann, zeigt der Fall des Malers Salvador Dalí, dessen Bruder Salvador (er hatte denselben Namen!) als kleines Kind bereits vor der Geburt Dalís gestorben war, und der diesen Bruder, den er nie gekannt hatte, malte, wie er ihn sich als Erwachsenen vorstellte.

Man sollte sich nicht scheuen, dieses Thema den Eltern gegenüber anzusprechen. Manche reagieren verwundert, weil sie nie auf die Idee gekommen wären, ihr gestorbenes Kind zu ersetzen. Andere werden jedoch nachdenklich, und es zeigt sich, dass sie diese Idee nicht völlig abwegig finden. In Einzelfällen ist es tatsächlich die klare Absicht der Eltern, und sie hoffen auf dasselbe Geschlecht und haben sich schon einen Namen überlegt, der dem des verstorbenen Kindes sehr ähnlich ist. In vielen Fällen veranlasst eine Thematisierung der Problematik die Eltern zum Nachdenken, und es ist hilfreich, wenn man sie auf die Gefahr, die mit einer solchen Funktionalisierung ihres neuen Kindes verbunden ist, aufmerksam macht. Ich muss gestehen, dass ich immer froh war, wenn das gestorbene und das neue Kind nicht dasselbe Geschlecht hatten. So war die Gefahr nicht ganz so groß, dass ständig Vergleiche zwischen den beiden Kindern angestellt werden.

Manche Eltern belassen im Zimmer des verstorbenen Kindes alles so, wie es am letzten Lebenstag war, was den Eindruck erweckt, dass das Kind nur kurz weggegangen ist. Das Zimmer wird zu einem Museum oder Altar. So verständlich und nachvollziehbar das ist, so problematisch ist es auch, insbesondere, wenn es noch andere Kinder in der Familie gibt. Denn es ist nicht einfach, mit einem solchen Denkmal in der eigenen Wohnung groß zu werden. Man sollte versuchen, den Eltern zu verdeutlichen, dass das Kind in der Erinnerung weiterlebt und nicht in den von ihm benutzten Gegenständen. Den anderen Kindern wird durch ein solches Museum ständig vermittelt, dass es ein Kind gab, das für die Eltern das Wichtigste war, auf jeden Fall aber wichtiger als sie selbst. So muss es auch Dalí ergangen sein.

6. Ärztliche Kunst und Alltag

Das »normale« Leben

Kann man das Leben mit einer schweren Erkrankung als normal bezeichnen? Es mag wie ein Euphemismus klingen, denn natürlich ist das Leben mit einer schweren Erkrankung kein normales Leben. Es kommt aber sehr darauf an, unter welchen Bedingungen dieses Leben stattfindet, wie groß die Einschränkungen sind, die den Patienten auferlegt werden, und wie sehr sie sich selbst eingeengt fühlen.

Als ich vor mehr als einem Vierteljahrhundert nach Tübingen kam und die dortige Abteilung übernahm, betrieb ich zunächst wochenlang die onkologische Ambulanz, um die Patienten kennenzulernen. Zu meiner Überraschung war fast allen eine Beschränkung oder besondere Vorschrift auferlegt: kein Schwimmen, überhaupt kein Sport, keine Kneipenbesuche, keine Bergtouren, kein Kino, spezielle Nahrung etc. Dabei gab es in den meisten Fällen keinen nachvollziehbaren Grund für das Verbot. Erst allmählich begann ich zu begreifen, wie es im Einzelfall dazu gekommen war. Für die Eltern ist es schwer zu akzeptieren, dass sie scheinbar so wenig zur Gesundung ihres Kindes beitragen können. Deshalb lieben sie Vorsichtsmaßnahmen, deren Einhaltung sie tagtäglich zum Wohle ihres Kindes überwachen können. Und für meinen Vorgänger war es offensichtlich ebenfalls ein wenig befriedigend, gewisse Regeln aufzustellen. Vielleicht wollte er unbewusst deutlich machen, wie vorsichtig er mit den ihm anvertrauten Patienten umgeht. Aber viele dieser Auflagen oder Verbote schlossen die Kinder in unnötiger Weise von einem normalen Leben aus. Ich hatte damals bereits andere Vorstellungen und hob die nach meiner Meinung unnötigen Restriktionen oder Verordnungen eine nach der anderen auf. Nach einiger Zeit fuhr mich eine Mutter zornig an: »Ich habe schon von anderen Müttern gehört, dass Sie immer auf der Seite der Kinder sind.« Ich bestätigte dies und erläuterte ihr auch, warum. Schließlich war sie zufrieden, zumal es ihr nicht leichtfiel, die Einhaltung der Vorschriften zu überwachen.

Einschränkungen oder Gebote müssen immer einen sinnvollen Grund haben, müssen mit Nutzen oder Schutz für das Kind verbunden sein. Darauf müssen Kinder und Jugendliche sich verlassen können. Man braucht in der Tat manchmal etwas Mut und vor allem Erfahrung, um zu entscheiden, was man erlauben darf, unter welchen Bedingungen man zum Beispiel ein Kind mit sehr wenigen Leukozyten (weiße Blutkörperchen, die für die Infektionsabwehr notwendig sind) nach Hause lassen und ihm in der Klinik die Isolation in einem Einzelzimmer ersparen kann. Aufgrund unserer Erfahrungen können wir heute gewährleisten, dass die Kinder nur so lange wie unbedingt nötig in der Klinik sein müssen, so häufig wie möglich in die Schule gehen und sich möglichst an allen Aktivitäten im Familien- und Freundeskreis beteiligen. Natürlich gibt es Situationen, in denen das nicht einzuhalten ist, aber dann muss man gute Argumente dafür haben. So sind bestimmte Diäten nur sehr selten notwendig, und der Wert vieler sogenannter Krebsdiäten ist nie bewiesen worden. Der Vater eines unserer Patienten war verständlicherweise völlig verzweifelt, als er feststellen musste, dass die vielen empfohlenen Diäten nicht nur nicht übereinstimmten, sondern zum Teil voller Widersprüche waren. Eine ehemalige Patientin, die inzwischen selbst zwei Kinder hat, erzählte einmal: »Meine

Mutter hat mich jahrelang mit Biojoghurt verfolgt, den ich gehasst habe, bis ich mich schließlich weigerte, ihn zu essen.« Der Zorn über das Verhalten der Mutter war ihr nach den vielen Jahren immer noch anzumerken. Mit Auflagen sollte man also sehr behutsam umgehen und sich in jedem Einzelfall fragen, ob sie wirklich notwendig sind.

Ein weiteres Problem ist die Angst der Eltern, dass körperliche oder seelische Belastung zu einem Rückfall der Krebserkrankung führen könnte.

Vor einiger Zeit rief mich der Meister eines Ausbildungsbetriebes an, bei dem eine ehemalige Patientin in die Lehre ging, und bat mich um Rat. Er berichtete, dass die junge Frau ziemlich schlampig sei und viele ihrer Aufgaben nicht zuverlässig erledige – was mich im Übrigen nicht allzu sehr überraschte, denn ich hatte während der langen Behandlungszeit genügend Gelegenheit gehabt, sie näher kennen zu lernen. Als ich ihn nach dem eigentlichen Grund seines Anrufs fragte, stellte sich heraus, dass der Ausbilder sich nicht traute, sie zur Ordnung zu rufen, weil er Angst hatte, damit einen Rückfall der Leukämie zu provozieren. Ich erklärte ihm, dass es dafür keinerlei Hinweise gebe, und wollte wissen, was er denn mit ihr am Ende der Lehrzeit machen würde. Er könne ihr doch sicher kein gutes Zeugnis schreiben, was ihre Chancen auf dem Arbeitsmarkt sehr schmälern würde. Und außerdem gebe er ihr mit seinem nachsichtigen Verhalten keine Möglichkeit, sich zu verbessern. Er bedankte sich und sagte, er müsse darüber nachdenken. Einige Wochen später sah ich die Betreffende in der Ambulanz, und ich konnte es mir nicht verkneifen, mich nach ihrer Arbeit zu erkundigen. »Mein Chef ist seit einiger Zeit ziemlich streng, aber er hat oft Recht, und eigentlich macht es mir jetzt erst richtig Spaß.« Nicht immer bekommt man den Erfolg seiner Tätigkeit so prompt geliefert.

Es ist also wichtig, dass man die Eltern davon überzeugt, ihr Kind nicht zu sehr einzuschränken, auch wenn es ihnen schwerfällt. Das Kind sollte so normal wie möglich leben können, und auch Sonderrollen innerhalb der Familie sollten so weit wie möglich vermieden werden. Spezielle Diäten sollten nur dann durchgeführt werden, wenn alle Familienmitglieder sich daran beteiligen und auch strikt daran halten. Damit wird vermieden, dass die Diät für das Kind eine ständige Erinnerung an die potenzielle Gefahr einer Verschlimmerung der Krankheit ist. Es sei nochmals ausdrücklich betont, dass es keinerlei Hinweise darauf gibt, dass eine körperliche oder psychische Belastung (beispielsweise die Schule) zum Rückfall einer Krebserkrankung führen.

Ein anderes Problem, auf das ich hier eingehen möchte, ist die Schule. Für Kinder und Jugendliche aller Altersgruppen spielen der Freundeskreis und die Schulkameraden eine wichtige Rolle. Bis in die siebziger Jahre war es nicht ungewöhnlich, dass Klassenkameraden und Lehrer nichts von der Krebserkrankung der Kinder erfahren durften. Das gab Anlass zu Gerüchten, und nachdem die Kinder meist über lange Zeit gefehlt hatten, war die Rückkehr in die Schule häufig ein traumatisches Erlebnis. Nicht selten erfuhren sie selbst die Diagnose erst durch Klassenkameraden, und Äußerungen wie »Ich dachte, du lebst nicht mehr« waren keine Seltenheit. Aber auch die Lehrer verhielten sich häufig taktlos, auch oder gerade dann, wenn sie die Natur der Krankheit kannten. Ihr Verhalten war dabei meist Ausdruck von Hilflosigkeit und Unsicherheit. Das alles wurde deutlich besser, als es uns gelang, die Eltern davon zu überzeugen, dass Offenheit sehr hilfreich ist und dass es Sinn macht, die Klassenkameraden und Freunde, aber auch die Lehrer mit einzubeziehen. Manchmal geschah es, dass ein Lehrer ein krankes Kind nicht aufrief, obgleich es sich ständig meldete. Irgendwann erfuhr ich in einem Gespräch mit einem Lehrer, den ich anrief, weil ein Kind sich bitter über diese Benachteiligung beklagt hatte, dass er das Kind deswegen nicht einbezog, weil er es schonen und keinen Rückfall durch die schulische Belastung provozieren wollte. Da er aber weder das Kind noch die Klasse über den Grund für sein Handeln informiert hatte, verstand das Kind sein Verhalten nicht, und die Klasse sah nur die Ausgrenzung des Kindes durch den Lehrer.

Mit den Lehrern der Klinikschule entwickelte ich daraufhin ein Programm, das sich inzwischen vielfach bewährt hat. Wir boten den Kindern an, dass ein Lehrer und eine Ärztin oder ein Arzt ihrer Wahl mit ihnen in die Klasse gehen, um die Klassenkameraden zu informieren. Gleichzeitig boten wir der Schule an, die Lehrer im Rahmen einer Lehrerkonferenz über die Krankheit und die damit verbundenen Probleme zu unterrichten. Wir waren überrascht, als in der ersten Zeit mehrfach Direktoren eine solche Lehrerkonferenz ablehnten und einzelne Klassenlehrer sich weigerten, an der Information ihrer Klasse teilzunehmen. Aber das sollte sich im Laufe der Zeit ändern, zumal die Lehrer der Klinikschule auch zwei Bücher über dieses Konzept veröffentlichten und zunehmend von den Schulämtern unterstützt wurden.

Bei den Lehrerkonferenzen wurden die Unsicherheiten, wie man sich einem krebskranken Kind gegenüber verhalten soll, immer wieder deutlich. »Ich kann ihn doch nicht fragen, wie es ihm geht«, sagte ein Lehrer. »Warum eigentlich nicht?«, fragte ich zurück. »Entweder Sie wollen es eigentlich nicht wissen, dann sollten Sie auch nicht fragen. Wenn es Sie aber ehrlich interessiert, dann fragen Sie ruhig. Es kann sein, dass das Kind sagt, es geht mir gut oder es geht mir nicht gut. In beiden Fällen könnte es Ausgangspunkt eines Gesprächs sein. Oder das Kind sagt, es will nicht darüber reden, und dann ist die Situation auch klar. Wenn Sie aber fragen, weiß das Kind, dass Sie Interesse an ihm haben.«

Das Gespräch mit der Klasse ist meist sehr eindrucksvoll. Nachdem der Kliniklehrer dafür gesorgt hat, dass die Schüler in einem großen Kreis sitzen, und ihnen nach einer kurzen Begrüßung den Sinn des Besuchs erklärt hat, reden oft nur noch die Schüler, wobei sie die erkrankte Mitschülerin oder den Mitschüler ausfragen. Diese/r erklärt weitgehend selbstständig ihre/seine Situation, und nur bei schwierigen medizinischen Fragen bittet sie/er den Arzt um Hilfe. »Kannst du an dieser Krankheit sterben?«, ist eine Frage, die so gut wie immer gestellt wird und die für unsere Patienten kein gravierendes Problem ist, da wir mit ihnen kontinuierlich und offen darüber gesprochen haben. Meist schließt sich daran ein sehr sachlich geführter Gedankenaustausch der Schüler über ihre jeweiligen Erfahrungen mit Tod und Sterben an.

Anfangs machten wir das Angebot zu einem solchen Gespräch erst am Ende der Behandlung, wenn die Kinder wieder regelmäßig in die Schule gehen konnten. In einem nächsten Schritt informierten wir unsere Patienten schon zu Beginn der Behandlung über diese Möglichkeit, und dabei stellte sich heraus, dass viele Kinder und Jugendliche schon frühzeitig einen solchen Besuch wünschten, da sie spürten, dass es allen Beteiligten erleichterte, in Kontakt zu bleiben. Zudem erklärten sich auch bald deutlich mehr Lehrer als früher bereit, ihrer Schülerin oder ihrem Schüler Hausunterricht zu erteilen, wenn sie/er aus medizinischen Gründen die Schule nicht besuchen konnte. Nachdem inzwischen mehr als 500 solcher Besuche stattgefunden haben, sind wir davon überzeugt, dass nicht nur das kranke Kind, sondern auch die gesunden Mitschüler und die Lehrer sehr davon profitieren. Mithilfe von Spenden konnten wir zudem vielen Kindern und Jugendlichen ermöglichen, über das Internet von der Klinik aus den Kontakt mit ihren Klassenkameraden und Freunden aufrechtzuerhalten, und die Lehrer arbeiten daran, dass in Zukunft sogar eine Teilnahme am Schulunterricht via Internet möglich ist.

Die Klinikschule ist ein wichtiger Faktor in der Betreuung unserer Patienten. Vielleicht ist aber ihre wichtigste Funktion, dass wir mit dem Schulangebot den Kindern und Jugendlichen von Anfang an eindeutig signalisieren, dass wir an ihre Zukunft glauben.

Manchmal kann es natürlich auch passieren, dass ein Kind aufstöhnt, wenn es hört, dass es auch in der Klinik Schulunterricht geben wird. »Auch das noch«, sagte ein Mädchen, als ich sie im Rahmen der Erstgespräche auf dieses Angebot hinwies. Offensichtlich war sie keine begeisterte Schülerin und hatte im Stillen gehofft, dass die Krankheit wenigstens mit einer Pause auf diesem Gebiet verbunden wäre. Die meisten Kinder und Jugendlichen jedoch möchten ihren vertrauten Klassenverband nicht verlieren und sind bereit, dafür eine Menge zu tun. Manche Eltern kommen schon zu Beginn der Behandlung mit der Idee, ihr Kind solle in der Schule ein Jahr zurückgestuft werden. Ich habe ihnen stets davon abgeraten, schon zu diesem Zeitpunkt derartige Entscheidungen zu erwägen oder gar zu beschließen. Viele Kinder und Jugendliche behalten mithilfe der Klinikschule den Anschluss an den Unterrichtsstoff ihrer Schule und können so in ihrer Klasse bleiben. In den Fällen, in denen es zu Schwierigkeiten kommt, sollten die Kinder in die Entscheidung über eine Zurückstufung mit einbezogen werden.

Das Unterlassen von Maßnahmen

Im Falle einer schweren und lebensbedrohlichen Erkrankung kommt es nicht selten zu einer Situation, in der grundsätzlich die Frage geklärt werden muss, ob die Fortsetzung der Therapieversuche noch einen Sinn macht oder ob man nicht im Interesse des Patienten jede weitere Therapie unterlassen sollte.

Manche Kinder oder Jugendlichen nehmen uns dabei an die Hand, so wie Karl in der folgenden Geschichte:

> Karl war 17 Jahre alt, als es zu einem Rückfall seines Tumors kam, ohne dass er dadurch allzu große Beschwerden hatte. Sein Hauptproblem war zu diesem Zeitpunkt die Unfähigkeit seines Knochenmarks, rote Blutkörperchen zu bilden. So kam er über mehrere Monate in regelmäßigen Abständen zu Bluttransfusionen. Von Mal zu Mal sah er schlechter aus, der Tumor schien ihn langsam aufzuzehren. Trotzdem war er meist heiter und gelassen. Eines Tages kam ich zu ihm in sein Zimmer, als wieder einmal eine Bluttransfusion lief. »Was passiert, wenn ich kein Blut mehr bekomme?«, fragte er plötzlich völlig unvermittelt. Ich erklärte ihm, dass er dann immer müder

werden und irgendwann einschlafen würde, ohne wieder aufzuwachen. Eine Weile sagte er nichts, man sah, dass er über etwas nachdachte. Ich schwieg ebenfalls und wartete. »Dann möchte ich ab jetzt kein Blut mehr übertragen bekommen«, sagte er, »können Sie das bitte auch meinen Eltern beibringen? Für die ist das so schwer, aber ich kann nicht mehr.« Die Eltern, die ihren Sohn sehr liebten, akzeptierten seine Entscheidung jedoch sofort, ohne Diskussion. Sie nahmen ihn mit nach Hause, und er verbrachte die letzten Tage in seinem eigenen Bett in dem von ihm selbst eingerichteten Zimmer. Die Eltern saßen tagsüber bei ihm, abends schickte er sie schlafen. Eines Morgens wachte er nicht mehr auf.

Natürlich wurde Karls Leben durch diese Entscheidung deutlich verkürzt. Aber er war fast erwachsen, und ihm waren die Folgen seiner Entscheidung völlig klar. Bei Kindern ist die Situation ungleich schwieriger, weil sie im eigentlichen Sinn noch keine Entscheidungen für sich selbst treffen können. Sie haben deshalb umso mehr Anspruch darauf, dass der behandelnde Arzt die geplanten Maßnahmen immer wieder hinterfragt und sorgfältig abwägt, ob sie tatsächlich eine Linderung herbeiführen oder nur das Leiden unnötig verlängern. Eine derartige Situation ist in der Onkologie besonders häufig anzutreffen, aber auch in anderen Bereichen, zum Beispiel der Intensiv- oder Neugeborenenmedizin, um nur zwei Felder der Kinderheilkunde zu nennen, sind Ärzte immer wieder vor solche Entscheidungen gestellt, und oft ist es sehr schwer, für den einzelnen Patienten den individuell richtigen Weg zu finden.

Stellen wir uns ein Kind mit einem bösartigen Tumor oder einer Leukämie vor, bei dem alle bekannten und adäquaten Therapiemethoden bereits angewendet wurden, und dennoch ist es wiederholt zu einem Rückfall gekommen. Grundsätzlich gibt es – zumindest in einer modernen forschungsorientierten Klinik – jetzt noch zwei Möglichkeiten: Entweder man versucht eine Therapie mit einem experimentellen Ansatz, oder man entscheidet sich gegen weitere Behandlungsversuche. Der dritte Weg, einfach mit der bisherigen Therapie fortzufahren und sich der Diskussion nicht zu stellen, ist keine Alternative, denn es hieße, sich als Arzt der Verantwortung zu entziehen.

Erörtern wir zunächst den Ansatz der experimentellen Therapie. Eine Motivation dazu kann sein, dass Eltern und Ärzte noch nicht aufgeben und nichts unversucht lassen wollen. Mit der experimentellen Therapie ist die Unwägbarkeit verbunden, ob dieser Ansatz dem Kind etwas nützt oder ihm am Ende nur schadet. Ein kluger Mensch hat einmal gesagt, dass die Medizin die Kunst sei, ohne ausreichende Information zu handeln. In der Tat müssen wir Ärzte uns häufig für ein Vorgehen entscheiden, dessen Wirksamkeit und Folgen wir nicht mit letzter Sicherheit benennen können, weil entsprechende Fakten noch nicht vorliegen. Darüber müssen wir uns immer im Klaren sein. Das bedeutet aber nicht, dass irgendetwas probiert wird, nur um etwas zu tun. Ich habe den Kindern und Jugendlichen und ihren Eltern immer deutlich gemacht, dass wir ihnen nur die Therapieansätze vorschlagen, bei denen eine reale Chance besteht, dass der Patient davon profitiert.

In solchen Grenzfällen sind Kinderärzte besonders oft dem Druck der Eltern ausgesetzt, die ihr Kind nicht verlieren wollen und den Arzt bedrängen, weitere Maßnahmen zu ergreifen – ein nur zu verständlicher Wunsch. Im Interesse des Kindes muss ein Arzt den Eltern jedoch offen sagen, wenn es keinen sinnvollen experimentellen Therapieansatz mehr gibt. Auch hier muss das Prinzip der Ehrlichkeit gelten, denn eine Therapie, die dem Patienten nichts nützt, schadet ihm. Die Entscheidung, ein Kind aufzugeben, fällt niemandem leicht, und ich möchte nicht ausschließen, dass auch ich im Einzelfall die Augen vor den Tatsachen – zumindest für eine gewisse Weile – verschlossen habe, was mir dann leider erst nach dem Tod des Kindes deutlich geworden ist. Wir haben es immer so gehandhabt, dass wir versuchten, im Team einen Konsens darüber herzustellen, was man den Eltern und ihrem Kind vorschlagen sollte. Nicht immer gelang das auf Anhieb, und manchmal bedurfte es intensiver Diskussionen, um eine gemeinsame Lösung zu finden. Gelegentlich, wenn wir keinen Konsens finden konnten, musste ich allein eine endgültige Entscheidung treffen, eine Entscheidung, die mir niemals leichtfiel, aber im Interesse der Kranken notwendig war. Schließlich trug ich die Verantwortung für das gesamte Geschehen in der Klinik, und derartige Entscheidungen können, wie die meisten Dinge in der Medizin, auch nicht durch demokratische Abstimmungen herbeigeführt werden. Die ärztliche Verantwortung lässt sich nicht teilen. In jüngster Zeit wurden in einigen Krankenhäusern nach US-amerikanischem Vorbild klinische Komitees eingerichtet, die die behandelnden Ärzte in derart kritischen Situationen beraten sollen, freilich ohne ihnen die Entscheidung abzunehmen.

Manchmal äußern Eltern auch die Bitte, man möge dem Leiden ihres Kindes durch eine Spritze ein Ende setzen. Sie können es nicht mehr ertragen, dass das Sterben sich so lange hinzieht. In diesen Fällen geht es meist weniger um das Leiden der Kinder, als um das psychische Leiden der Eltern. Ich habe dann den Eltern erklärt, dass das Töten keine ärztliche Aufgabe sein kann und dass sie dies deshalb auch nicht von mir verlangen könnten. Ich habe es aber auch stets in ihrem eigenen Interesse abgelehnt, denn sie hätten mit dem Gefühl weiterleben müssen, selbst den Tod ihres Kindes verlangt zu haben. In Einzelfällen haben mir Eltern später gesagt, dass sie mir im Nachhinein sehr dankbar für diese Entscheidung waren.

Therapieverweigerung

Gelegentlich gibt es Eltern, die eine wichtige oder sogar lebensrettende Therapiemaßnahme für ihre Kinder ablehnen. Einige sehr eklatante Beispiele haben heftige Pressereaktionen ausgelöst, mit zum Teil massiven Angriffen gegen die Ärzte, die versuchten, das Interesse des Kindes gegenüber seinen Eltern durchzusetzen. Ich habe oft mit Studenten über das Vorgehen in einer solchen Situation diskutiert. Nicht selten schlugen sie als Erstes juristische Schritte vor. Dies darf aber nur die allerletzte Maßnahme sein.

Die Gründe, warum Eltern sich gegen therapeutische Maßnahmen stellen, sind vielfältig. Manche möchten ihrem Kind die mit einer Chemotherapie verbundenen Leiden ersparen, weil sie nicht an eine Überlebenschance glauben. Andere haben religiöse Gründe, wie zum Beispiel Anhänger der Zeugen Jehovas. Die religiösen Vorschriften dieser Glaubensgemeinschaft verbieten unter anderem die Transfusion von Blut. Wenn ich mir aber als Arzt sicher bin, dass das Leben eines Kindes ohne Bluttransfusion bedroht ist, kann und muss ich – auch ohne Einwilligung der Eltern – transfundieren. Hier steht das Recht des Kindes auf Leben eindeutig über dem Recht der Eltern. Dafür brauche ich kein Gericht, sondern allenfalls die Polizei, wenn die Eltern mich mit Gewalt daran hindern wollen, zu behandeln, oder das Kind aus der Klinik mitnehmen wollen. Ich habe aber eine solche Situation nie erlebt. Eltern, die einer religiösen Glaubensrichtung mit bestimmten Vorschriften anhängen, befinden sich in einem großen Dilemma, wenn sie zwischen den Forderungen ihrer Religion und den notwendigen Maßnahmen zur Rettung ihres Kindes entscheiden müssen. In einem solchen Fall ist es zunächst wichtig, eine Vertrauensbasis zu schaffen, indem man den Eltern versichert, dass man alles tun werde, eine Bluttransfusion, wenn irgend möglich, zu vermeiden. Wir haben in diesen Fällen bei Kindern mit Leukämien tatsächlich versucht, ohne Bluttransfusionen zu behandeln. Meist waren aber doch einige Gaben notwendig, und die Eltern haben das immer akzeptiert, nachdem sie unsere ehrlichen Bemühungen gesehen haben.

Ein anderes Problem ist, wenn Eltern unter dem Einfluss von Menschen stehen, die ihnen suggerieren, dass eine intensive Chemotherapie gar nicht notwendig ist oder durch eine harmlosere alternative Therapie ersetzt werden könnte. Gelegentlich können solche Menschen für die betroffenen Eltern sehr überzeugend wirken, da diese natürlich froh sind, wenn man ihrem Kind die Chemotherapie mit ihren Nebenwirkungen ersparen kann. Verurteilen sollte man nicht die Eltern, die ihre Kinder schützen möchten, sondern jene Menschen, die aus dem Unglück anderer noch Profit schlagen wollen, wie der Arzt, der im großen Stil die Therapie mit wirkungslosen hochdosierten Vitaminpräparaten als Alternative zu Krebstherapien bewarb, Präparate, die er selber herstellte und verkaufte. Seine Propaganda schien so überzeugend zu sein, dass immer wieder Eltern ernsthaft überlegten, ob sie seinem Rat nicht folgen sollten.

Es ist die Pflicht des Arztes, Verständnis für solche Probleme zu haben und alles zu tun, um den Eltern in ihrem Dilemma beizustehen, und gleichzeitig das Wohl des Kindes, dem wir als Ärzte in erster Linie verpflichtet sind, immer im Auge zu behalten. Grundsätzlich aber gilt, dass jeder Fall individuell gehandhabt werden muss.

Ein 14-jähriger Junge war an einer im Kindesalter eher seltenen akuten myeloischen Leukämie erkrankt und in eine andere Kinderklinik eingewiesen worden. Für diese Form der Leukämie hatten wir inzwischen in Deutschland Behandlungsmethoden entwickelt, die bei Kindern und Jugendlichen in etwa 20 bis 30 Prozent zum Erfolg, d.h. zur Heilung führen konnten. Im Erwachsenenalter waren damals die Ergebnisse sehr viel schlechter, und es gab praktisch keine Heilungschancen. Der Chefarzt der Klinik rief mich an, schilderte mir den Fall und berichtete dann, dass die Eltern trotz guten Zuredens jede Therapie ablehnten. Er fragte mich, ob ich die Eltern beraten könne, wozu sie bereit seien. Natürlich sagte ich zu und machte einen Termin für den nächsten Tag aus. Ich bat ihn, den Eltern zu sagen, dass ich zwei Stunden für sie vorsehen würde, sie aber bitte pünktlich sein müssten, da ich danach einen unaufschiebbaren Termin hätte. (Ich weiß es noch heute nach all den Jahren. Ich war damals Dekan und hatte zu einer für die Fakultät wichtigen Sitzung geladen, die ich selbst leiten musste.)

Leider kamen die Eltern viel zu spät, und wir hatten nur eine halbe Stunde Zeit. Zunächst versuchte ich mir ein Bild von ihnen zu machen und von den Gründen, die zu ihrer Verweigerung führten. Es stellte sich heraus, dass sie bereits bei drei renommierten Internisten gewesen waren, die ihnen alle versichert hatten, dass es bei dieser Form der Leukämie keine Heilungschance gäbe und dass die Chemotherapie allenfalls dazu führen könnte, das Leben zu verlängern, allerdings um den Preis erheblicher Nebenwirkungen. Offensichtlich hatten sich die Erfolge der Kinderonkologie noch nicht bis zu diesen Erwachsenenonkologen herumgesprochen. Von einem der drei Internisten wusste ich allerdings aus verschiedenen Stellungnahmen, dass er grundsätzlich gegen die Durchführung von Therapiestudien war und den von uns damit erarbeiteten Erfolgen tief misstraute. (Für ihn war jeder kranke Mensch ein Einzelfall, den der Arzt nur individuell behandeln kann und darf. Dass die Therapiestudien nichts weiter als Handlungsrichtlinien auf der Basis gesammelter Erfahrungen vieler Ärzte und nicht der eines einzelnen Arztes waren, konnte er nicht akzeptieren.) Meine Versuche, die Eltern in der gegebenen Zeit davon zu überzeugen, dass es durchaus Heilungschancen gab, waren erfolglos. Die außerordentlich netten und besorgten Leute waren bereit, auf jede Lebensverlängerung ihres Kindes zu verzichten, wenn ihm dadurch Leiden erspart werden konnte. Gegenüber den Aussagen der drei renommierten Internisten war ich einfach nicht überzeugend genug, zumal ich zugeben musste, dass die Therapie für ihr Kind mit gravierenden Nebenwirkungen verbunden wäre, eventuell bis hin zu tödlichen Komplikationen. Diese Wahrheit konnte und durfte ich nicht verschweigen. Als sich die Eltern verabschiedeten, ließen sie keinen Zweifel daran, dass sich an ihrer ablehnenden Haltung nichts geändert hatte. Am Abend informierte ich den Kollegen von meinem Misserfolg.

An einem der nächsten Tage erhielt ich dann den Anruf von einem Vormundschaftsgericht, mit der Aufforderung, mich am nächsten Tag als Gutachter in einem dringenden Fall von Sorgerechtsentzug zur Verfügung zu stellen. Es stellte sich heraus, dass der behandelnde Arzt des Jungen diesen Antrag gestellt hatte, weil er die Verweigerungshaltung der Eltern nicht akzeptieren wollte. So saß ich denn zusammen mit den Eltern vor dem zuständigen Richter. Und endlich hatten wir ausreichend Zeit. Erneut tauschten wir – diesmal von meiner Seite sehr viel ausführlicher – unsere Standpunkte aus. Der Richter mischte sich praktisch nicht ein, stellte nur gelegentlich eine Frage, wenn er etwas nicht verstanden hatte oder glaubte, dass für die Eltern etwas unklar geblieben war. Wieder beeindruckten mich die Eltern durch ihre klare Haltung, ihrem Kind Leiden ersparen zu wollen, auch wenn sie es dadurch verlieren würden. Im Laufe des Gesprächs wurde auch deutlich, dass der Junge inzwischen zu Hause war und es ihm schon sehr schlecht ging.

Während unserer Unterhaltung, die sicher mindestens zwei Stunden dauerte, überlegte ich fieberhaft, was ich tun könnte. Das Einfachste war sicherlich, den Sorgerechtsentzug für die Behandlung zu empfehlen, denn ich wusste ja, dass der Junge eine statistisch gesicherte Heilungschance hatte. Aber was war, wenn die Eltern ihm dann bei der für damalige Verhältnisse extrem aggressiven Therapie mit heftigen Nebenwirkungen nicht adäquat beistehen konnten, weil sie nicht dahinter standen? Wenn ich aber den Sorgerechtsentzug nicht empfahl, würde ich das Recht der Eltern über das des Kindes stellen. War das richtig? Wir Kinderärzte fungieren doch als Anwalt der Kinder! Oder sollte ich darum bitten, mit dem Jungen allein reden zu können, um ihn in die Entscheidung mit einzubeziehen? Er war jedoch noch nicht über seine Krankheit aufgeklärt und wusste nichts von der tödlichen Bedrohung. Sollte ich jetzt zu dem schwerkranken Jungen nach Hause gehen und ihn gegen den Willen seiner Eltern aufklären und gleichzeitig um eine Entscheidung bitten? Das erschien mir ebenfalls keine Lösung.

Ich führte abschließend noch ein intensives Gespräch mit dem Richter allein, und wir kamen darin überein, dass dem Antrag auf Sorgerechtsentzug nicht stattzugeben sei. Wie ich später erfuhr, starb der Junge wenige Tage später zu Hause. Hätte ich ihm nicht doch das Leben retten können, wenn ich anders entschieden hätte? Ich wusste es damals nicht und weiß es bis heute nicht. Immer wieder habe ich darüber nachgedacht, jedoch keine klare Antwort für mich gefunden.

Es war natürlich eine ungewöhnliche Situation, da der Junge nicht von Anfang an bei uns in Behandlung war, sodass keine Möglichkeit bestand, eine Vertrauensbasis mit den Eltern – und auch mit dem Jungen – aufzubauen. Aber auch die Stellungnahmen der drei renommierten Internisten sprachen gegen mich. Vielleicht hätte ich von dem Richter verlangen sollen, sie als Gutachter zu laden, um mich dann mit ihnen zu streiten. Unsere Ergebnisse waren damals noch sehr neu, und wir konnten sie selbst kaum glauben. Die bisherigen Behandlungsergebnisse bei dieser Form der Leukämie waren miserabel. Auch konnte ich nicht garantieren, dass das Kind nach der intensiven Chemotherapie und deren heftigen Nebenwirkungen überleben und nicht doch einen Rückfall bekommen würde. Damals starben noch mindestens 10 Prozent der auf diese Weise behandelten Kinder an Therapiekomplikationen. Die Eltern des 14-jährigen Jungen, den ich nie kennengelernt habe, waren nicht uneinsichtig, sie wollten ihrem Kind nur das Leiden ersparen. Das würden alle Eltern gern tun.

Manchmal hilft dem behandelnden Arzt das Einholen einer Zweitmeinung, wie es auch der Arzt des Jungen in dem geschilderten Fall – allerdings erfolglos – getan hatte. Ungeduld gegenüber den Eltern sollte man auf jeden Fall vermeiden und immer im Auge behalten, dass diese durch die gesamte Situation in große Nöte geraten. Mit Geduld und vielen Gesprächen gelingt es meist doch, sie zu überzeugen.

In meiner über 35-jährigen Tätigkeit als Kinderonkologe ist es mir nur in zwei Fällen nicht gelungen, Eltern von ihrer Verweigerungshaltung abzubringen. In einem Fall handelte es sich um Anhänger der Scientology-Sekte, im anderen Fall war es die familiäre bäuerliche Umgebung in einem kleinen Bergdorf unter der Führung einer sehr dominanten Großmutter, die es den Eltern praktisch unmöglich machte, unseren Rat anzunehmen. In beiden Fällen habe ich auf die Anrufung eines Vormundschaftsgerichts verzichtet, da es sich um Kleinkinder mit akuten Leukämien handelte. Um diese Kinder adäquat zu behandeln, hätte man sie für zwei Jahre den Eltern wegnehmen müssen, bis die Therapie beendet gewesen wäre, und auch in diesen Fällen gab es keine Garantie, dass sie für immer geheilt werden konnten. Anders ist die Situation bei einem Tumor, bei dem die Heilungschance mehr als 90 Prozent und die Behandlung sehr viel kürzer ist. In einem solchen Fall mit einem sogenannten Wilmstumor, einer Krebserkrankung der Niere, veranlassten Ärzte in Wien, dass ein Kleinkind von der Polizei aus den Händen eines bekannten Scharlatans, der mit den Eltern und dem Kind nach Spanien gefahren war, befreit wurde und gegen den Willen der Eltern erfolgreich behandelt werden konnte.

Schwerkranke Jugendliche

Eine schwere Erkrankung ist in jedem Lebensalter schlimm, doch in der Adoleszenz ist sie besonders einschneidend. In diesem Lebensabschnitt, in dem auch die Pubertät stattfindet, versucht der junge Mensch seine eigene Identität zu finden und sich die notwendige Unabhängigkeit von den Erwachsenen zu erkämpfen. Es ist eine Zeit der körperlichen und seelischen Umwälzungen, in der Störungen besonders eingreifend sein können. Und deshalb trifft eine schwere Erkrankung Jugendliche besonders hart. Plötzlich sind sie wieder auf die Erwachsenen, in der Regel auf ihre Eltern, angewiesen, und das oft in einem Maße, von dem sie geglaubt hatten, es schon lange hinter sich gelassen zu haben. Jugendliche neigen dazu, sich für unverwundbar zu halten, und sind ausgesprochen risikobereit. Daher fällt es ihnen besonders schwer, zu akzeptieren, dass zum Weiterleben eine medizinische Behandlung notwendig ist, die gleichzeitig große Einschränkungen des normalen Lebens und der persönlichen Freiheit nach sich zieht.

Viele der betroffenen Jugendlichen revoltieren zunächst gegen diese neue Realität und weigern sich, die Diagnose zu akzeptieren. Oft verhalten sie sich dann nicht nur gegenüber ihren Eltern, sondern auch gegenüber Ärzten und Pflegekräften aggressiv. Es erfordert viel Geduld, die Attacken mancher jugendlicher Patienten auszuhalten. Ihre Wut richtet sich aber nicht wirklich gegen ihre Mitmenschen, sondern gegen die Krankheit, die der Auslöser ihrer Probleme ist. Und es ist nur zu verständlich, wenn ein Jugendlicher zunächst jede Behandlung ablehnt und lieber sterben will, vor allem, wenn man den Erfolg der Behandlung nicht garantieren kann. Meistens ist es nicht erforderlich, sofort mit der eingreifenden Diagnostik und Therapie zu beginnen, sodass man dem Jugendlichen etwas Zeit lassen kann, sich zu fangen und mit der neuen Situation auseinanderzusetzen.

Manche Eltern entwickeln unter der Belastung selbst Aggressionen und glauben, mit einer autoritären Haltung die Situation in den Griff zu bekommen. Vielleicht spiegelt ein derartiges Verhalten auch den bisher üblichen Umgang in der Familie wider. Die Verzweiflung der Eltern über die Verweigerungshaltung ihres Kindes ist verständlich, denn sie wollen natürlich, dass das Kind lebt. Als verantwortlicher Arzt muss man versuchen, ihnen zu vermitteln, dass eine autoritäre Haltung – zumindest jetzt – nicht angebracht ist.

Vor allem die Jugendlichen, die schon lange das Vertrauen in ihre Eltern und andere Erwachsene verloren haben, tun sich jetzt besonders schwer damit, einen Rat von ihnen anzunehmen. Besonders tragisch ist die Situation älterer Jugendlicher, die bisher keine tragfähigen Zukunftsperspektiven entwickeln konnten oder sogar schon resigniert haben. Hier muss das Behandlungsteam eruieren, ob ein Mitarbeiter das Vertrauen des Jugendlichen gewinnen kann, wobei es sekundär ist, zu welcher Berufsgruppe derjenige gehört. Es kommt in dieser Situation weniger auf die berufliche als vielmehr auf die soziale Kompetenz an, denn es ist entscheidend, dass der verzweifelte Jugendliche Vertrauen fassen kann. Der Schwerkranke muss in dieser Situation die

Chance bekommen, sich eine oder mehrere Personen seines Vertrauens zu suchen und andere abzulehnen. Lässt man das nicht zu, erschwert man nur unnötig die Bedingungen für alle, den Patienten und die Betreuer.

> Ulrike, ein 17-jähriges Mädchen war schon vor dem Abitur zu Hause ausgezogen und lebte in einer kleinen Wohnung in der Stadt, als ihre Krebserkrankung diagnostiziert wurde. Dabei war das Verhältnis zwischen dem Mädchen und den Eltern keineswegs schlecht, die hochintelligente junge Frau hatte nur ihr Leben selbst in die Hand nehmen wollen. Natürlich verlangten die Eltern – insbesondere die Mutter – von ihr, jetzt während der Behandlung wieder ins Haus der Eltern zu ziehen. Es gab heftige Diskussionen, zumal Ulrike erklärte, dass sie auch ihren Putzjob beibehalten wolle, um weiterhin finanziell möglichst unabhängig von den Eltern zu sein. Ich führte lange Gespräche mit ihr, und es war klar, dass sie die Notwendigkeit der Behandlung sehr wohl einsah und wusste, dass sie möglicherweise zu irgendeinem Zeitpunkt die Hilfe der Eltern in Anspruch nehmen müsste. Aber gerade eben diesen Zeitpunkt wollte sie selbst bestimmen. Schließlich versprach ich den Eltern, mich um ihre Tochter zu kümmern, und bat sie, mir die Verantwortung zu übertragen. Das war insofern leichter, als mich die Eltern schon lange kannten. Mit Ulrike traf ich die Verabredung, dass ich ihre Eltern zu Hilfe holen würde, wenn ich es für notwendig hielt. Das war zum Glück während der ganzen Behandlungszeit nie der Fall, aber ich musste den Eltern immer wieder versichern, dass alles seinen geregelten Gang ging.

Die Geschichte macht deutlich, dass es für Jugendliche ganz wichtig ist, ihre bereits gewonnene Unabhängigkeit aufrechtzuerhalten. Aber auch für die Eltern ist die Situation alles andere als einfach. Nicht selten führt die schwere Erkrankung dazu, dass besonders die Mütter die durch die Krankheit verursachte Abhängigkeit ihres Kindes nutzen, dieses wieder ihrer Kontrolle zu unterwerfen. Das ist nachvollziehbar und nicht gegen das Kind gerichtet, sondern der Angst der Mutter geschuldet, das Kind durch die Krankheit zu verlieren. Für das Behandlungsteam ist es oft schwierig, zwischen den berechtigten Interessen der Jugendlichen nach Unabhängigkeit und den Verlustängsten der Eltern zu vermitteln.

Ein großes Problem für Jugendliche ist der drohende Verlust der Bezugsgruppe, insbesondere der Klassengemeinschaft. Deshalb sollte es ihnen, soweit die Krankheit und die notwendigen Behandlungsmaßnahmen es zulassen, ermöglicht werden, ihren bisherigen Aktivitäten mit Freunden und Klassenkameraden weiter nachzugehen. Verbote werden im Jugendalter generell schlecht aufgenommen, aber erst recht, wenn krankheitsbedingte körperliche Einschränkungen hinzukommen. Ist der reguläre Schulbesuch wegen eines stationären Aufenthaltes nicht möglich, sollte unbedingt das Angebot einer Klinikschule wahrgenommen werden, wie sie viele Krankenhäuser heute anbieten. Es hilft den Jugendlichen, wenn man ihnen verspricht, Aktivitäten nur dann zu verbieten, wenn sie negative Auswirkungen auf den Behandlungsprozess haben. Nicht immer gelingt es, die Eltern von der Richtigkeit dieses Vorgehens zu überzeugen, aber versuchen sollte man es immer wieder.

Wichtig ist auch, dass man als Arzt die Eigenständigkeit der Jugendlichen unterstützt und ihnen alle Informationen direkt gibt. Sie finden es nicht gut, wenn die Eltern alles immer vor ihnen erfahren. Und manchmal wollen sie auch über Dinge reden, die ihre Eltern nicht unbedingt wissen sollten.

Man sollte nicht beleidigt sein, wenn man feststellen muss, dass ein jugendlicher Patient sich nicht an die aufgestellten Regeln gehalten hat. Das gilt ganz besonders für chronisch verlaufende Krankheiten wie zum Beispiel die Zuckerkrankheit. Diese Patienten müssen Diätvorschriften einhalten, ihren Blutzucker regelmäßig kontrollieren und sich Insulin spritzen. Sie wissen zwar, dass eine gute Blutzuckereinstellung die Entwicklung von Komplikationen verhindern oder zumindest verzögern kann. Aber diese Komplikationen treten oft erst nach vielen Jahren auf. Und wer kann ständig daran denken? Ein zuckerkranker Teenager hat einmal gesagt: »Meine Krankheit ist schlimmer als Krebs. Sie begleitet mich immer, in die Schule, in die Ferien, auf Partys, ich kann sie nie zu Hause lassen.« Chronisch kranke Jugendliche befinden sich nicht selten in einer kontinuierlichen Auseinandersetzung mit den Eltern, die an die möglichen Komplikationen denken und wollen, dass ihre Kinder sie durch Einhaltung der Regeln verhindern. Daraus kann ein Dauerkonflikt entstehen. Ähnliches kann man bei Jugendlichen mit Mukoviszidose beobachten, die es einfach satt haben, ihre Zeit mit Atemgymnastik zu verbringen, während die Mütter immer die mögliche Verschlechterung der Lungenfunktion vor Augen haben, wenn die Physiotherapie nicht regelmäßig durchgeführt wird. So kommen zu den altersbedingten Konflikten zwischen Jugendlichen und Eltern krankheitsbedingte hinzu.

Es ist eine große Herausforderung an uns Ärzte und das gesamte Team, Jugendliche mit schweren Erkrankungen zu betreuen. Aber wie bei den eigenen Kindern während der Pubertät sollte man darauf vertrauen, dass diese Zeit vorübergeht. Nicht gekränkt zu sein ist ebenso wichtig, wie klare Regeln aufzustellen, wenn es denn notwendig ist. Eine Angst, die mich fast durchgängig begleitete, war, dass die Jugendlichen vor ihren Eltern zu Hause verbargen, wenn sie sich nicht wohlfühlten, weil sie keine Lust hatten, in die Klinik zu gehen. Und so habe ich mehrere Jugendliche mit Krebserkrankung erleben müssen, die an therapiebedingten Infektionen gestorben sind, weil sie zu spät in die Klinik kamen. Seitdem habe ich den Jugendlichen diese Situation immer sehr drastisch geschildert und ihnen Folgendes gesagt: »Du weißt ja, dass du eine lebensgefährliche Krankheit hast. Wir tun alles, um zu verhindern, dass du daran stirbst, und du hast schließlich auch gute Chancen. Aber ich habe keine Lust zuzusehen, wie du an einer blöden Infektion stirbst, bloß weil du dich nicht rechtzeitig gemeldet hast. Ich fände das auch unfair uns gegenüber, die wir uns so viel Mühe geben.« Ich weiß nicht, ob es wirklich geholfen hat. Immerhin habe ich seitdem keine tödliche Sepsis bei einem jugendlichen Patienten mehr erlebt, die man hätte verhindern können, wenn er früher in die Klinik gekommen wäre.

Das »Lazarus-Kind«

Eines der Wunder Jesu, über die in der Bibel berichtet wird, ist die Erweckung des Lazarus vom Tode. Die Versuchung, von einem Wunder zu sprechen, wenn ein Kind wieder gesund geworden ist, obwohl dies von der medizinischen Faktenlage her eigentlich ausgeschlossen war, ist groß, denn ein solches Ereignis ist für alle Beteiligten, auch für die behandelnden Ärzte, sehr bewegend. Dennoch sollte man mit solchen Äußerungen vorsichtig sein. Eltern, denen durch den Arzt bescheinigt wird, dass ihr Kind nur durch ein Wunder gerettet wurde, können dieses Kind kaum mehr als normal betrachten. Das »Wunder« überhöht das Kind zu einem ganz besonderen Menschen, der sich ganz wesentlich von allen anderen abhebt. Diese Sonderrolle ist jedoch äußerst problematisch. Die Kinder begreifen sehr schnell, dass es für sie einfach ist, die Eltern in helle Aufregung zu versetzen. Schon kleine Beschwerden des Kindes, vor allem, wenn sie an den Anfang der Erkrankung erinnern, können Eltern nervös machen, was das Kind auch spürt. Schon bald versteht es, diesen Mechanismus immer dann zu aktivieren, wenn es etwas will. Auch ich, der ich mir eigentlich der Gefahr einer solch problematischen Bewertung bewusst war, ließ mich zuweilen dazu hinreißen, meine Freude darüber, dass ein Kind wider Erwarten überlebt hatte, gegenüber den Eltern mit Überschwang zum Ausdruck zu bringen. Aber wer kann in einer solchen Situation ruhig und gelassen bleiben? Zumal das »Wunder« auch nicht zwingend zu der geschilderten Sonderrolle führen muss.

Julia, ein besonders liebenswertes vierjähriges Mädchen, hatte einen bösartigen Lymphknotentumor, der sich im Rückfall als akute Leukämie präsentierte. Die Aussichten, dies zu überleben, waren extrem schlecht. Wir unternahmen den Versuch einer Knochenmarktransplantation von einem Fremdspender. Während der Spende gab es jedoch Probleme, sodass die Aktion abgebrochen werden musste. Die uns übersandte Zellmenge war viel zu klein, als dass ein erfolgreiches Anwachsen der übertragenen Knochenmarkzellen zu erwarten war. Ihr eigenes Knochenmark würde sich aber nach der gegen die Leukämie gerichteten extrem intensiven Vorbehandlung auch nicht mehr erholen. Eigentlich war Julia verloren. Wir beschlossen daher, Zellen von der Mutter zu sammeln und Julia diese nach Entfernung aller problematischen Immunzellen zu übertragen. Das war in dieser Situation fast eine Verzweiflungstat, obwohl wir durchaus schon erfolgreiche Transplantationen durchgeführt hatten, bei denen Eltern die Spender waren. Dieser Weg war aber noch sehr experimentell. Ganz langsam kam es zu einer Regeneration der Knochenmarkfunktion durch die mütterlichen Zellen, und wir glaubten das Spiel schon gewonnen zu haben, denn es traten auch keine Zeichen der gefürchteten Abstoßungsreaktion auf. Doch dann kam es zu einer Infektion mit dem Rota-Virus, das besonders bei kleinen Kindern über mehrere Tage anhaltende heftige Durchfälle induzieren kann, und im Gegensatz zu gesunden Kindern wurde Julia das Virus über mehrere Monate nicht mehr los. Sie hatte keinen Appetit, dafür chronische Durchfälle und war extrem missmutig, was das fröhliche kleine Mädchen bisher nie gewesen war. Jeden Tag musste ich mir einen Ruck geben, um in ihr Zimmer zu gehen. Sie, die bisher immer so zugewandt war, blieb jetzt praktisch stumm und sah mich kaum an, wenn ich das Zimmer betrat. Sie schien unendlich traurig zu sein. Immer wieder war das Virus im Stuhl nachweisbar. Sie nahm keine Nahrung mehr zu sich und musste künstlich ernährt werden. Wir konnten uns immer weniger vorstellen, dass die Geschichte noch gut ausgehen könnte. Auch die Eltern waren zunehmend verzweifelt. Meine Hoffnung, dass Julia noch gesund werden könnte, war schließlich fast auf dem Nullpunkt angekommen. Ich denke, das haben auch die Eltern gemerkt – und Julia vielleicht auch.

Aber dann änderte sich alles von einem Tag auf den anderen. Wieder einmal betrat ich ihr Zimmer – und traf die mir so vertraute fröhliche Julia an. Sie saß im Bett und hatte eine Packung mit kleinen gebackenen Fischchen in der Hand, von denen sie sich einige in den Mund stopfte. Vergnügt hielt sie mir die Packung hin und meinte: »Willst du auch welche?« Natürlich konnte ich ihr Angebot nicht ausschlagen, und wir leerten gemeinsam die Packung, während wir über alles Mögliche plauderten. Wie früher stand ihr Mundwerk kaum still. Als ich sie schließlich verließ, kam mir auf dem Weg in mein Büro ein aufgeregter Mitarbeiter entgegen, um mir mitzuteilen, dass zum ersten Mal seit der Transplantation in Julias Blut die Immunzellen nachweisbar waren, die für die Beseitigung von Virusinfektionen notwendig sind. Und Julias Appetit und Verhalten zeigten, dass sie offensichtlich gute Arbeit geleistet hatten. Auch waren am nächsten Tag keine Viren mehr im Stuhl nachweisbar. Julia erholte sich rasch und ist heute, viele Jahre später, geheilt und führt ein völlig normales Leben.

Es erschien uns allen wie ein Wunder, dass das Kind seine Virusinfektion nach so langer Zeit tatsächlich noch besiegt hatte. Natürlich gab es eine Erklärung dafür: Die Erholung von Julias Immunsystem hatte, aus welchen Gründen auch immer, viel länger gedauert als üblich. Das ist eigentlich kein Wunder, sondern ein biologisches Phänomen, das wir nur begrenzt verstehen. Aber unabhängig davon freuten wir uns natürlich über diese unverhoffte Entwicklung, und so äußerte ich Julias Eltern gegenüber irgendwann sicher auch, dass es kaum zu fassen sei, sie wieder gesund zu sehen. Julias Eltern konnten glücklicherweise recht gut mit der Situation umgehen, sodass das Kind nicht auf Dauer eine Sonderrolle spielen musste, was auch für ihren Bruder wichtig war. Irgendwann ging es dem Mädchen dann offensichtlich schwer auf die Nerven, dass es mich bei jeder Vorstellung in der Klinik auf Wunsch der Mutter in meinem Zimmer besuchen musste, was es zu Beginn noch gern getan hatte. Ich besprach das mit der Mutter, und damit endeten Julias Besuche, die ich immer genossen hatte. Aber das war gut so.

Das behinderte Kind

Wenn ein behindertes Kind lebensbedrohlich erkrankt, bringt das besonders schwierige Probleme mit sich, sowohl für die Eltern als auch für die Ärzte.

Die siebenjährige Andrea hatte bei ihrer Geburt eine schwere Gehirnschädigung erlitten. Die Eltern betreuten ihr einziges Kind mit sehr viel Liebe zu Hause. Sie waren überzeugt, dass das Kind zu ihnen Kontakt aufnahm, während es auf andere Personen nicht reagierte. Das Schicksal wollte es, dass Andrea an Leukämie erkrankte und zu uns überwiesen wurde. Die Schwestern berichteten, dass sie keinen wahrnehmbaren Kontakt zu Andrea aufnehmen könnten, dass das aber bei den Eltern eindeutig anders sei. Ich machte dieselbe Erfahrung, als ich das Kind untersuchte, wobei ich zudem feststellte, dass Andrea durch die Erkrankung praktisch nicht beeinträchtigt war. Die Eltern hatten bereits in dem einweisenden Krankenhaus die Diagnose erfahren und reichlich Zeit zum Nachdenken gehabt. Beim ersten Gespräch eröffneten sie mir, dass Andrea unbedingt wegen der Leukämie behandelt werden sollte.

Wir unterhielten uns dann ausführlich über die Therapie und deren Nebenwirkungen und verweilten eine ganze Weile bei der Frage, ob man bei Andrea abschätzen könne, wie sehr sie unter der Therapie leiden würde. Die Eltern wurden unsicher und konnten darauf keine klare Antwort geben. Schließlich machte ich ihnen einen Vorschlag, der mir noch heute zu denken gibt. Ich berichtete ihnen von einem Therapieschema aus den Anfängen der Kinderonkologie, bei dem mit etwas Glück nach meiner Erfahrung überhaupt keine gravierenden Nebenwirkungen aufträten und doch eine reale Heilungschance bestünde, die allerdings deutlich niedriger wäre, als mit der von uns jetzt üblicherweise verwendeten aggressiven Chemotherapie. Die Eltern entschieden sich sofort für diese Möglichkeit, die Behandlung verlief ohne Zwischenfälle und nach dem erfolgreichen Abschluss der gesamten Therapie kamen die Eltern noch einmal, um sich ausdrücklich für das von mir vorgeschlagene Vorgehen zu bedanken.

Mein Vorschlag für die Behandlung von Andrea wie auch die Zustimmung der Eltern lösten eine heftige Diskussion in unserem Team aus, bei der verschiedene, auch fragwürdige Argumente vorgebracht wurden: Das Kind sei schwer behindert und würde niemals ein selbstständiges Leben führen können. Warum sollte man es dann mit aller Gewalt am Leben halten? Und was ist, wenn die Eltern keine Kraft mehr hätten oder ihnen etwas passierte, sodass sie nicht mehr für Andrea sorgen könnten? Andererseits – war es fair, sie mit einer weniger wirksamen Therapie zu behandeln, nur weil man bei ihr wegen ihrer Behinderung nicht einschätzen konnte, wie sehr sie unter den Nebenwirkungen leiden würde?

Es steht außer Frage, dass man behinderten Kindern die gleichen Behandlungschancen gewähren muss, wie nicht behinderten. Dennoch gilt, dass im Fall einer lebensbedrohlichen Erkrankung eine (schwere geistige) Behinderung ein zusätzliches Problem darstellt, das bei der Frage der adäquaten Behandlung nicht negiert werden darf. Man muss also abwägen, welche und ob überhaupt eine Therapie für den durch eine Behinderung beeinträchtigten Organismus und die Psyche eines Kindes zumutbar ist, das zudem vielleicht die eigene Befindlichkeit nur begrenzt vermitteln kann. Es gehört zu den ärztlichen Aufgaben, hier mit den Eltern gemeinsam einen Weg zu finden. Natürlich ist das sehr schwierig, und ob der gewählte Weg letztendlich der richtige ist, wird man nie mit Gewissheit sagen können.

Ich erinnere mich noch gut an die italienische Gastwirtin, die ebenfalls mit einem derartigen Problem konfrontiert war:

> Luigi war ein dreijähriger Junge mit Morbus Down, der nun an einer akuten Leukämie erkrankt war. Er hatte zwei ältere Brüder, die schon im Teenageralter waren, und die Mutter erzählte, dass er sich häufig in der von den Eltern betriebenen Gastwirtschaft aufhielt und bei den Gästen sehr beliebt war. Sie berichtete auch, dass ihr Mann eigentlich kein weiteres Kind mehr hatte haben wollen, aber sie hatte ihren Kopf durchgesetzt. Ihr Mann mache ihr deswegen jedoch keine Vorwürfe und liebe Luigi sehr. Trotz dieser Aussage war ihr anzumerken, dass sie ein schlechtes Gewissen hatte, ihren Mann in diese Situation gebracht zu haben. Luigi war ja auch schon an einem schweren angeborenen Herzfehler operiert worden.
>
> Behutsam sprach ich über die möglichen Entscheidun-

gen in Bezug auf die Therapie der Leukämie und merkte bald, in welchen großen Schwierigkeiten sie sich befand. Für sie selbst stand außer Frage, dass Luigis Leukämie adäquat behandelt werden sollte. Aber was wohl ihr Mann dachte? Ich schlug ihr vor, da wir ja noch etwas Zeit hätten – Luigi ging es gut –, solle sie doch das Problem in aller Ruhe in ihrer Familie besprechen. Am nächsten Tag traf ich sie wieder und merkte gleich bei der Begrüßung, dass die Entscheidung gefallen war. Sie wirkte ausgesprochen fröhlich und erleichtert. Bevor ich noch eine Frage stellen konnte, sprudelte es schon aus ihr heraus: »Ich habe die Angelegenheit mit meinem Mann und meinen beiden Söhnen besprochen. Mein Mann hat schnell gemerkt, was ich wollte, und er hat gesagt, wenn ich die Therapie will, dann will er sie auch. Die beiden Jungen waren fast wütend über die Idee, nichts zu tun und Luigi sterben zu lassen. Sie protestierten heftig gegen diesen Vorschlag und der eine fragte, wie wir denn überhaupt auf einen solchen Gedanken kommen könnten. Die beiden Großen mögen Luigi nämlich sehr und verwöhnen ihn schrecklich«, setzte sie fast unnötigerweise hinzu. Luigi wurde also bei uns behandelt und war bald der Liebling der Station.

Ein wichtiger Aspekt in diesem Zusammenhang ist der bei manchen Eltern mit einem schwerbehinderten Kind vorhandene, manchmal unbewusste, Wunsch, das Kind wäre nicht mehr da. Nun hat es eine lebensbedrohliche Erkrankung, durch die der Wunsch vielleicht in Erfüllung gehen könnte. Solche Gedanken sind von großen Schamgefühlen begleitet, weshalb die Eltern mit niemandem darüber sprechen. Schließlich ist es ihr Kind, und sie lieben es. Es ist also unsere Aufgabe, dieses Thema anzusprechen. Man tut dies am besten wieder indirekt, indem man von anderen Eltern in einer ähnlichen Situation erzählt, die offen fragten, ob es erlaubt sei, sich gegen eine Therapie zu entscheiden. Solche Beispiele machen es den Eltern leichter, ebenfalls offen über ihre Gedanken und Gefühle zu sprechen, und vermitteln ihnen die erleichternde Gewissheit, dass es normal ist, solche Gedanken zu haben.

Organspende

Jeder Arzt, der es mit schwerkranken Kindern zu tun hat, wird irgendwann mit der Frage der Organtransplantation konfrontiert. Viele Kinder mit chronischen Erkrankungen warten auf ein Spenderorgan. Doch diese sind in Deutschland knapp, weil die Bereitschaft zur Organspende gering ist. Die Gesetzgebung verlangt, dass man bei Kindern die Einwilligung der Eltern einholen muss. Das kann in der Regel erst dann geschehen, wenn das Kind gestorben, das heißt klinisch tot ist. Besonders schwierig ist es, wenn der Tod sehr plötzlich, zum Beispiel nach einem Unfall, eintritt. Man muss dann die Eltern in einer Situation, in der sie sich mit dem Verlust ihres Kindes auseinandersetzen müssen, auch noch mit der schwierigen Frage nach der Einwilligung in eine Organspende konfrontieren. Eine solche Frage fällt schwer, und man muss davon ausgehen, dass sie deshalb nicht selten unterbleibt, vor allem dann, wenn der Arzt die Eltern erst in der aktuellen Situation kennengelernt hat und noch kein Vertrauensverhältnis aufbauen konnte. Wenn man aber Kinder oder Jugendliche kennt, die auf ein Herz, eine Lunge oder eine Niere warten, dann fällt es leichter, ihre Interessen in einer solch schlimmen

Situation zu vertreten. Mir fällt in diesem Zusammenhang die Geschichte eines achtjährigen Mädchens ein, dem durch einen Motorradunfall, bei dem ihr Vater tödlich verletzt wurde, eine Niere abgerissen war. In der Klinik stellte sich heraus, dass sie von Geburt an nur eine Niere hatte, sodass sie nun mit einem künstlichen Organ leben musste. Nur ein Spenderorgan würde sie wieder von der Maschine befreien und ihr ein normales Leben ermöglichen. Leider ist in unserer Gesellschaft die Bereitschaft zur Organspende immer noch sehr klein.

Manchmal glauben aber auch die Eltern eines sterbenden Kindes, dass eine Organspende dem Tod ihres Kindes noch einen Sinn geben könnte. Einmal führte eine solche Überlegung zu einer besonders traurigen Situation.

> Bei einem bewusstlos eingelieferten Kleinkind stellte sich rasch heraus, dass das Kind an einer akuten Leukämie litt und diese eine Hirnmassenblutung ausgelöst hatte, die nicht nur zur Bewusstlosigkeit, sondern zum akuten Hirntod geführt hatte.
>
> Nachdem ich der Mutter die Hoffnungslosigkeit der Situation klar gemacht hatte, die für sie völlig überraschend kam, sagte ich ihr, dass wir irgendwann in der nahen Zukunft auch die Beatmung beenden müssten, was aber noch Zeit habe. Wir verabredeten einen Gesprächstermin für den nächsten Tag, zu dem auch der Vater mitkommen sollte. Zwei Stunden später stand sie jedoch wieder vor meiner Türe und wollte mich dringend sprechen. Sie berichtete, dass sie mit ihrem Mann übereingekommen sei, ihr Kind zur Organentnahme freizugeben, damit wenigstens andere Kinder von dem Tod ihres Kindes profitieren könnten. »Dann hat der Tod unserer Tochter doch noch einen gewissen Sinn«, fügte sie

hinzu. Und dann musste ich ihr sagen, dass die Organe ihres Kindes wegen der Krebserkrankung für eine Spende nicht verwendet werden können. Selten habe ich mich so miserabel gefühlt wie in dieser Situation, in der ich dieser tapferen Mutter, die im Angesicht des Todes ihres eigenen Kindes an das Schicksal anderer Kinder denken konnte, erneut eine schlimme Botschaft überbringen musste.

Erreichbarkeit

Viele Kinder und Jugendliche, die wissen, dass sie sterben müssen, entscheiden sich dafür, ihre letzten Tage und Stunden zu Hause zu verbringen. Nur in Ausnahmefällen möchten Patienten lieber in der Klinik bleiben, meist weil sie das Gefühl haben, dass ihre Eltern es nicht schaffen, sie zu Hause zu betreuen. Die Eltern, die ihr Kind zum Sterben mit nach Hause nehmen, haben häufig Angst vor dem, was auf sie zukommen kann, und davor, mit bestimmten Situationen nicht fertig zu werden. Deshalb ist es wichtig, dafür Sorge zu tragen, dass sie immer jemanden erreichen können, der ihr Kind kennt. Bei den Kindern und Jugendlichen, die in einer Klinik betreut werden, ist das nicht so schwierig, da man den Eltern versichern kann, dass zu jeder Tages- und Nachtzeit ein kompetenter Ansprechpartner in der Klinik zu erreichen ist. Man kann auch niedergelassene Haus- oder Kinderärzte hinzuziehen. Allerdings sollte man daran denken, dass viele von ihnen keine Erfahrung mit der Betreuung sterbender junger Menschen haben. Wir boten in solchen Fällen an, jederzeit beratend zur Seite zu stehen. Ich selbst gab den Eltern meine private Telefonnummer und sagte ihnen, dass sie mich bei Problemen jederzeit auch zu Hause anrufen könnten. Nur wenige machten nachts davon Gebrauch. Im Team verabredeten wir, wer von uns für den telefonischen Kontakt mit einer bestimmten Familie zuständig war. Ich habe mir dann die Telefonnummer der Eltern, für deren Betreuung ich eingeteilt war, deutlich sichtbar an meine Schreibtischlampe geklebt. An jedem Tag gab es irgendwann eine Unterbrechung, die es mir ermöglichte, mit einem Anruf zu klären, ob es Probleme gibt. So konnten die Gespräche meist kurz sein, da die Eltern wussten, dass ich am nächsten Tag wieder anrufen würde. Oft warteten sie schon auf den Anruf und hatten ihre Fragen bereits vorbereitet. Wie wichtig diese Erreichbarkeit für die Eltern und ihre Kinder ist, zeigen die beiden folgenden Geschichten:

Im letzten Jahr meiner Tätigkeit in Ulm betreute ich Maria, ein siebenjähriges Mädchen mit einem Knochentumor. Es war eine besonders traurige Geschichte. Das einzige andere Kind der Familie, Marias älterer Bruder, war vor Jahren an den Folgen einer Leukämieerkrankung gestorben. Bald wurde deutlich, dass auch Maria nicht zu retten war, und sie starb einige Tage, bevor ich nach Tübingen umziehen wollte. Zwei Tage später war ich gerade dabei, mein vor der Klinik stehendes Auto mit dem Inhalt meines Schreibtisches und des Bücherregals zu beladen, als plötzlich Herr P., Marias Vater, vor mir stand. Ich war völlig überrumpelt und mein Versuch, meine Betroffenheit über den Tod seiner Tochter auszudrücken, war sicher nicht sehr professionell. Zu sehr war ich überrascht von seinem plötzlichen Auftauchen. Er hatte einen Holzkasten in der Hand, den er mir gab. »Darin ist ein Auflichtmikroskop«, sagte er. »Es ist der

Prototyp eines Modells, an dessen Entwicklung ich mitgearbeitet habe. Ich habe es einmal für meine Kinder gekauft. Jetzt brauche ich es ja nicht mehr. Sie haben drei Buben, die haben vielleicht Freude daran.« Ich war tief betroffen und wollte mich wehren, doch er ließ keinen Einwand gelten, übermittelte mir einen herzlichen Gruß von seiner Frau und war im nächsten Augenblick verschwunden. Ich packte das Mikroskop zu den anderen Sachen, und so kam es mit nach Tübingen.

In der Tat hatten meine Jungen viel Freude daran. Über längere Zeit war es im Zimmer eines der Jungen permanent aufgebaut, und immer wieder saßen sie mit großen Augen davor und betrachteten die Wunder der Natur. Meine neue Aufgabe in Tübingen beschäftigte mich sehr, und ich vergaß das Mikroskop und die mit ihm verbundene Geschichte. Es gingen zwei Jahre ins Land, und an einem Sonntag holte mich einer meiner Söhne, um mir einen prächtigen Schmetterlingsflügel unter dem Mikroskop zu zeigen. Plötzlich fiel mir ein, dass Marias Eltern sich sicher freuen würden, wenn ich ihnen davon berichtete, welche Freude das Mikroskop meinen Kindern bedeutete. Doch als ich mir über die Ulmer Klinik die Adresse besorgen wollte, fiel mir der Name nicht mehr ein. Die Schwester am Telefon konnte mir nicht helfen, und auch alle weiteren Versuche, die Kontaktdaten herauszubekommen, schlugen fehl, sodass ich schließlich beschloss, die Sache aufzugeben.

Eines Tages interviewte mich ein Fernsehjournalist zu einem aktuellen Geschehen. Das Interview wurde am nächsten Tag in der Abendschau gesendet, die ich verpasste, weil ich zu spät aus der Klinik kam. Als ich kurz nach dem Ende der Sendung zu Hause eintraf, klingelte das Telefon. Ich erkannte die Stimme sofort, es war Marias Vater. Bevor er weiterreden konnte, erzählte ich ihm, dass ich ihn schon lange hatte anrufen wollen, um ihm von dem Erfolg mit dem Mikroskop zu berichten und um ihm im Namen meiner Kinder für die Freude zu danken, die er ihnen damit gemacht hatte. Ich berichtete ihm auch von meinen vergeblichen Versuchen, seine Telefonnummer herauszufinden. Im Überschwang meiner Freude, dass ich endlich meine Schuld einlösen konnte, vergaß ich fast, dass er es ja war, der angerufen hatte. Als ich ihn dann nach dem Grund fragte, berichtete Herr P., dass seine Frau und er mich gerade im Fernsehen gesehen und beschlossen hätten, mir etwas Wichtiges zu sagen. Damals, als es Maria schon schlechter ging, hätte ich zu ihnen gesagt, dass sie mich zu jeder Tages- und Nachtzeit in der Klinik oder zu Hause anrufen könnten, wenn es Probleme gäbe, was zum Glück nie notwendig war. Aber es sei sehr wichtig für sie gewesen, da es ihnen große Sicherheit während der letzten Lebenswochen ihrer Maria gegeben habe. Dafür wollten sie sich bedanken. Ich war gerührt, obgleich ich eigentlich nichts anderes getan hatte als das, was ich den Eltern immer in einer solchen Situation anbot. Ich hatte das immer als selbstverständlich empfunden. Herr P. berichtete dann weiter, dass sie in ihrem Wohnzimmer Bilder ihrer beiden Kinder aufgehängt hätten und viel über sie sprächen. Sie erinnerten sich dabei an die vielen schönen Erlebnisse, die sie mit ihnen hatten. Bitter seien sie nicht über ihr Schicksal, sie hätten ja im Gegensatz zu vielen anderen Menschen zwei liebe Kinder gehabt, die ihnen unendlich viel Freude machten, und dafür seien sie dankbar.

Während in diesem Fall das Angebot der ständigen Erreichbarkeit für die Angehörigen hilfreich war, gibt es auch Situationen, in denen es für die Patienten selbst wichtig ist, eine Person ihres Vertrauens auch zu ungewöhnlichen Zeiten erreichen zu können.

Christoph, ein 15-jähriger Junge, entwickelte im Verlauf eines wiederholten Rückfalls seines Tumors zunehmend auch Lungenmetastasen, die ihm mehr und mehr zu schaffen machten. Allerdings war es noch nicht zu einer schlimmen Atemnot gekommen, weshalb wir es weiterhin für richtig hielten, dass er zu Hause blieb. Die täglichen Telefongespräche bestätigten, dass er mit seiner Situation zu Hause ganz gut zurecht kam. Eines späten Abends kam jedoch ein Onkel zu Besuch, der Internist war. Es war das erste Mal, dass er sich seit der Erkrankung von Christoph meldete, und er hatte keine Ahnung von dem Krankheitsverlauf. Als er an Christophs Bett stand und seine erschwerte Atmung sah, hatte er nichts Besseres zu tun, als ein Stethoskop aus dem Auto zu holen und ihn abzuhören. Er stellte fest, dass er auf der rechten Seite kein Atemgeräusch hörte, ein Befund, den ich ihm hätte voraussagen können. Er war offensichtlich sehr erschrocken und rief einen Notarztwagen, der den Jungen in das nächste Krankenhaus auf die Intensivstation brachte. Dort fertigte man eine Röntgenaufnahme an, die ausgedehnte Tochtergeschwülste in der Lunge zeigte.

Christoph und seine Mutter waren von dem Vorgehen des Onkels völlig überrumpelt und hatten nur schwach gegen den Transport in die Klinik protestiert. Erst auf der Intensivstation kamen sie langsam zu sich. Der diensthabende Arzt wusste nicht recht, was er machen sollte, da er ja die Vorgeschichte von Christophs Krankheit auch nicht kannte. Schließlich, es war mittlerweile zwei Uhr morgens geworden, erklärte Christoph, der sich inzwischen gefasst hatte, er wolle auf der Stelle wieder nach Hause. Der Intensivarzt wollte dafür nicht die Verantwortung übernehmen und versuchte ihn zu überreden, bis zum Morgen zu warten. Das wollte Christoph aber auf keinen Fall, und er begann, lauthals zu protestieren. Schließlich überredete er seine Mutter, mich anzurufen. Schlaftrunken hörte ich mir die Geschichte von dem Intensivarzt an. Dann bat ich ihn, Christoph den Hörer zu geben. »Sie haben versprochen, dass ich zu Hause bleiben kann. Was soll ich denn hier? Ich will nach Hause. Bitte sorgen Sie dafür. Ich will nicht hier bleiben!« Seine Stimme war sehr eindringlich und fast flehend. »Okay«, sagte ich, »ich versuche, was ich tun kann. Gib mir bitte noch mal den Arzt.« Ausführlich erklärte ich diesem dann die Situation, dass Christoph nicht mehr lange leben würde und dass er zu Hause sterben wolle. Ich merkte, dass diesem jungen Arzt so etwas noch nicht untergekommen war. Schließlich sagte ich: »Ich bin der behandelnde Arzt und ich übernehme die Verantwortung.« Natürlich wusste er mittlerweile, wer ich war, und schließlich konnte ich ihn überzeugen. Nur selten hat ein Notarztwagen einen Sterbenden, den er in die Klinik transportiert hatte, wieder nach Hause gefahren. Christoph starb einige Tage später ganz friedlich in seinem Bett, so wie er es sich gewünscht hatte.

Ich glaube, die Geschichten machen deutlich, wie wichtig diese Erreichbarkeit ist. Es gibt aber in diesem Zusammenhang noch einen weiteren wichtigen Punkt, auf den ich kurz eingehen möchte. Früher habe ich den Fehler gemacht, den

Eltern von Kindern, die zum Sterben nach Hause gingen, zu sagen, dass sie immer mit dem Kind in die Klinik kommen könnten, wenn sie es nötig hätten. Ich wollte es ihnen damit so einfach wie möglich machen. Nach einiger Zeit begriff ich aber, dass ich sie damit fast verstoßen hatte, und sie sich verlassen fühlten. So machten wir von da an weiter feste Termine für Vorstellungen aus, zu denen Eltern und Kinder in der Regel auch immer gern kamen. Meistens entschieden dann die Kinder und Jugendlichen selbst, wann es nicht mehr ging.

Eine besondere Herausforderung

Die folgende Geschichte ist so außergewöhnlich, dass es schwierig ist, sie exemplarisch einem bestimmten Thema zuzuordnen. Sie verdeutlicht, vor welche besonderen Herausforderungen eine komplexe familiäre Problemlage das Behandlungsteam stellen kann.

Eines Tages bekam ich einen Brief von einem 13-jährigen Mädchen. Er kam aus einem kleinen Dorf an der Nordseeküste, hatte also einen weiten Weg nach Tübingen hinter sich. Ich weiß nicht mehr, wie Andrea an meine Adresse gekommen war. Irgendein Arzt, auf den sie während ihrer Erkrankung gestoßen war, hatte sie ihr gegeben. In diesem Brief berichtete sie von ihrer Tumorerkrankung und der Operation. Nachdem die Art des Tumors erkannt war, hatte man beschlossen, keine Chemotherapie durchzuführen, zumal der Tumor während der Operation insgesamt entfernt worden war. Sie wollte nun von mir wissen, ob dieses Vorgehen richtig sei.

Ich schrieb ihr zurück, dass ich sie gern beraten würde,

dazu aber mehr über ihren Krankheitsverlauf wissen müsste. Sie solle mir doch bitte Namen und Adresse der sie behandelnden Ärzte mitteilen, damit ich mich mit ihnen in Verbindung setzen könne. Dann würde ich ihr meine Einschätzung mitteilen. Das Telefongespräch mit einem niedergelassenen Orthopäden brachte mir zunächst eine Teilantwort auf die Frage, warum ein 13-jähriges Mädchen ihre eigene Sache so selbstständig in die Hand nahm. Ich war zwar längst daran gewöhnt, dass Kinder viele Fragen über ihre Krankheit und deren Behandlung stellen, aber ich hatte noch nie einen derartigen Brief von einem Kind bekommen, das ich noch nicht einmal kannte.
Der Arzt berichtete mir, dass sich Andreas Vater weitgehend von seiner Familie getrennt hatte und auf einer Insel in der Nordsee lebte und arbeitete. Die Mutter war dem Alkohol verfallen, und Andreas kleine Schwester hatte ein Anfallsleiden. Sie galt als das kranke Mitglied der Familie, auf das stets Rücksicht genommen werden musste. Andrea war offensichtlich verzweifelt bemüht, die Familie zusammenzuhalten. Später sollte sie uns erzählen, wie sie den Alkohol vor der Mutter versteckte und wie sie auf sie aufpasste, damit sie nicht wieder zu trinken begann, was ihr offensichtlich jedoch nur zeitweise gelang.
Andrea hatte einen bösartigen Tumor in der Gegend des linken Schulterblattes. Sie war in einer großen Klinik operiert worden, und nach Meinung des Chirurgen und des Pathologen, der das Präparat begutachtet hatte, war der Tumor komplett entfernt worden. An keiner Stelle reichte er bis an die Schnittränder, überall fand sich normales Gewebe. Die – damals allerdings spärlichen – Er-

fahrungen mit einer Chemotherapie bei diesem seltenen Tumor waren schlecht. Deshalb hatten die Ärzte auch davon abgeraten. Ich hielt diese Entscheidung unter den gegebenen Bedingungen für richtig, was ich Andrea dann auch schrieb. Ich riet ihr zu regelmäßigen Kontrollen durch den Orthopäden, dem sie offensichtlich vertraute. Auf diese Weise könne man eventuell ein Wiederauftreten des Tumors, das ja nicht hundertprozentig ausgeschlossen werden konnte, frühzeitig entdecken. Wie auch später, als wir sie schließlich behandelten, hielt sie die angesetzten Termine jedoch nur lückenhaft ein.
Es vergingen Monate, in denen ich nichts mehr von Andrea hörte, und in denen ich das Mädchen, das ich ja nur durch ihren Brief kannte, fast wieder vergessen hatte. Doch dann kam ein Anruf des Orthopäden, der die Situation schlagartig veränderte. Andrea war mit einer plötzlichen Atemnot wieder in der Klinik aufgenommen worden, in der man den Tumor entfernt hatte. Die Untersuchungen ergaben, dass in der Lunge Tochtergeschwülste aufgetreten waren. Als Folge davon hatte sich zwischen Brustkorb und Lunge Flüssigkeit angesammelt, die die Lunge zusammendrückte. Man hatte die Flüssigkeit durch eine Punktion abgelassen, wodurch sie wieder besser atmen konnte, doch es bestand kein Zweifel, dass diese Besserung nicht lange anhalten und wieder Flüssigkeit nachlaufen würde. »Andrea weiß, was los ist«, berichtete der Orthopäde. »Sie möchte zur weiteren Behandlung nach Tübingen kommen.« Irgendetwas sei in der Klinik vorgefallen, was sie ihm aber nicht erzählen wolle. Darauf rief ich den zuständigen Arzt in der Klinik an, der von Andreas Wunsch wusste und mit der Verlegung einverstanden war. Die Situation war schlimm

genug und guter Rat teuer. So war er froh, das Problem loszuwerden. Die Mutter war mit allem einverstanden, was Andrea wollte. Durch den Alkohol war ihr die Fähigkeit, Dinge selbst in die Hand zu nehmen, weitgehend abhanden gekommen. Sie hatte sich längst daran gewöhnt, dass Andrea die wichtigen Entscheidungen in der Familie traf, würde aber mit nach Tübingen kommen und so lange wie nötig bleiben.

Und so begann dann für uns die Zeit mit Andrea, die uns immer wieder in Atem hielt. Wir begannen mit einer intensiven Chemotherapie, wodurch die Tumoren in der Lunge rasch kleiner wurden. Schließlich waren sie so klein, dass sie operativ entfernt werden konnten. Während der Nachbehandlung kam Andrea jedoch nicht zuverlässig zu den angesetzten Terminen, oder aber es kam plötzlich ein Anruf von der Mutter, dass sie und Andrea noch am gleichen Abend den Nachtzug nach Tübingen besteigen würden, manchmal auch zu einem Zeitpunkt, an dem gar kein Termin vereinbart war. Die Probleme, die zum Versäumen der angesetzten Termine führten, waren vielfältig. Es gab große Schwierigkeiten mit der kleinen Schwester, die auf einmal nicht mehr im Mittelpunkt des Interesses stand, manchmal hatte die Mutter heftig getrunken und war nicht reisefähig, ein anderes Mal musste die Familie plötzlich umziehen.

Dann hatte Andrea einen erneuten Rückfall, und alles wurde noch chaotischer. Mehrere Mitglieder unseres Teams waren manchmal gleichzeitig damit beschäftigt, Andrea zu Hause bei der Lösung ihrer Probleme zu helfen – was natürlich bei der Entfernung nur per Telefon geschehen konnte – oder die Aufenthalte von Mutter und Tochter in Tübingen zu organisieren. Eine erneute

Operation wurde notwendig. Plötzlich erklärte Andrea, sie würde sich nur von dem Chirurgen operieren lassen, der sie das letzte Mal in Tübingen operiert hatte und inzwischen Chefarzt an einer Klinik in Norddeutschland war. Er war jedoch bereit, Andrea zu operieren, und auch das ließ sich organisieren. Danach sollte erneut eine Chemotherapie folgen. Wir alle ahnten, dass Andreas Leben – sie war inzwischen sechzehn Jahre alt geworden – nicht mehr zu retten war. Es war jedoch nicht möglich, mit ihr darüber zu sprechen, denn inzwischen tauchte sie nur noch zu den Behandlungen auf. Während der Behandlung wollte sie nicht reden, und danach verschwand sie immer ganz schnell wieder. Wir verwendeten neue Medikamente, mit denen man bei diesem Tumor noch keine Erfahrung hatte. Zumindest das mussten und konnten wir mit ihr besprechen. Zuletzt kam sie zu einer dreiwöchigen Therapie, und sie wohnte während dieser Zeit mit ihrer Mutter im Elternhaus der Klinik. Beschwerden hatte sie praktisch keine, sie genoss den Aufenthalt eher und war meistens heiter. Auf der Hinfahrt hatte der Zug allerdings in einer kleinen Stadt außerfahrplanmäßig halten müssen, da Andrea eine akute Lungenblutung erlitten hatte. Mit Blaulicht war sie ins Kreiskrankenhaus gefahren worden. Dort hatte sich ihr Zustand rasch wieder stabilisiert, und sie war dann einige Tage später in stabilem Zustand zu uns verlegt worden. Kurz vor dem Ende ihres Aufenthalts bei uns besprachen wir schließlich mit Andrea und ihrer Mutter die Lage. Wir erklärten ihnen, dass wir bei einem weiteren Tumorwachstum keine weiteren Behandlungsmöglichkeiten hätten, jedoch über kurz oder lang mit einer solchen Situation rechnen müssten. Andrea nickte,

sagte aber dann ganz sachlich: »Ich komme wieder.« In der Folgezeit hielt sie uns durch unregelmäßige Telefonanrufe halbwegs auf dem Laufenden.
Eines Tages musste Andrea erneut mit Atemnot in einem kleinen Krankenhaus in der Nähe ihres Wohnortes aufgenommen werden. Die Mutter unterrichtete uns telefonisch davon und sagte abschließend, dass Andrea unbedingt wieder nach Tübingen wolle. Es gab viele Gründe, die dagegen sprachen, und nach ausführlichen Gesprächen mit den behandelnden Ärzten erhielt Andrea in dem kleinen Krankenhaus ein Einzelzimmer mit Telefon, für dessen Kosten unser Elternverein aufkam. Er finanzierte auch ihr Telefon zu Hause, mit dessen Hilfe sie bisher mit uns die Verbindung gehalten hatte. Wir besprachen, dass täglich jemand von uns anrufen würde. Mit dieser Lösung war Andrea schließlich zufrieden und berichtete uns nun täglich von dem, was bei ihr passierte. Ihre Mutter und auch ihr Vater kamen jeden Tag zu Besuch, und sogar die kleine Schwester, die lange Zeit auf Andrea eifersüchtig gewesen war, besuchte sie nun oft. Eine Freundin blieb allerdings nach einigen Besuchen fort. »Na ja«, meinte Andrea, »es ist ja sicher auch schwierig für sie, zusehen zu müssen, wie es mir immer schlechter geht. Und das Wetter ist so schön, da geht sie sicher lieber an den Strand. Das kann ich gut verstehen.«
Sauerstoffgaben machten die Atemnot erträglich. Sie fühlte sich ganz wohl, war allerdings schwach und schlief viel. »Ich komme aber noch mal nach Tübingen«, sagte sie bei fast jedem Telefongespräch. Einmal klagte sie: »Die sagen mir hier nichts! Ich bin geröntgt wurden, aber die haben mir nicht gesagt, was dabei herausgekom-

men ist.« Ich wusste es. Die Lungen waren voller Tochtergeschwülste, es war ein Wunder, dass sie damit überhaupt noch atmen konnte. »Der Befund ist gegenüber der vorherigen Aufnahme deutlich schlechter geworden, der Tumor hat sich weiter ausgedehnt«, sagte ich. »Aber das weißt du doch auch«, fügte ich fast entschuldigend hinzu. »Sie können mir das aber doch wenigstens sagen«, war ihre vorwurfsvolle Antwort, und damit hatte sie natürlich Recht. Doch dann berichtete sie, dass es ihr eigentlich ganz gut gehe und dass man überlege, sie mit einer Sauerstoffflasche nach Hause zu schicken.

Es vergingen wieder einige Tage, an denen sie mit verschiedenen Schwestern telefonierte. Und dann kam das Telefongespräch, das das letzte sein sollte. Als ich anrief, meldete sie sich ganz heiter und berichtete, dass sie ernsthaft daran denke, nach Hause zu gehen. Schmerzen habe sie keine und mit dem Atmen gehe es unter Sauerstoff ganz gut. Plötzlich sagte sie: »Vorhin war der Doktor da und hat mit mir über meine Situation gesprochen. Er meint, ich müsse bald sterben. Stimmt das?« »Aber Andrea, das weißt du doch selbst, er hat dir doch nichts Neues erzählt, oder?« »Ja, das stimmt, aber wissen Sie, was ich gemein finde? Er hätte doch wenigstens bis heute Nachmittag warten können, wenn meine Mutter wieder da ist. Jetzt bin ich ganz allein. Erst redet er nie mit mir, und dann tut er es, wenn ich ganz allein bin. Das ist doch doof, oder?« Das fand ich auch und bestätigte ihr das. Dann teilte ich ihr mit, dass ich am nächsten Tag für drei Wochen in den Urlaub fahren würde. Nach meiner Rückkehr würde ich sie wieder anrufen – eine alberne Aussage, denn es sprach alles dafür, dass es nach meinem Urlaub kein Telefongespräch mehr geben würde.

Ich hatte noch nicht richtig ausgesprochen, da wünschte ich mir schon, ich würde nicht so einen Unsinn reden. »Dann werden wir uns wohl nicht mehr sprechen.« Ganz ruhig kam ihre Stimme aus dem Telefonhörer. Sie sprach das aus, was eigentlich ich hätte sagen sollen. Ich antwortete nicht, und sie hatte auch keine Bestätigung erwartet. Bevor ich aber noch mehr Unsinn reden konnte, sagte sie: »Ich würde so gern noch mal nach Tübingen kommen«, und fügte dann ganz leise hinzu: »Ich würde euch alle gern noch mal wiedersehen. Das geht aber wohl nicht mehr.« Dann beendete sie das Gespräch, indem sie sagte: »Einen schönen Urlaub und grüßen Sie alle von mir.« »Danke«, sagte ich. »Schwester Inge wird dich morgen anrufen.« Der Kloß in meinem Hals machte den Satz fast unmöglich. »Ist gut. Tschüss.« »Leb wohl«, gab ich zur Antwort, und wir legten beide auf.
Ihr lang gedehntes, nachdenkliches »Tschüss« klang mir noch einige Zeit in den Ohren. Zwei Stunden später rief die Mutter an und berichtete, dass Andrea gerade gestorben sei. Wie man das vor einem Urlaub tut, hatte ich die Dinge vorbereitet, die ich mitnehmen musste. Obenauf lag der Zettel mit Andreas Telefonnummer. Ich brauchte ihn nicht mehr, knüllte ihn zusammen und warf ihn in den Papierkorb. Und dann saß ich lange da und sann über mein letztes Gespräch mit Andrea nach, in dem so vieles ungesagt geblieben war. Aber war es nicht das letzte in einer langen Reihe von Telefongesprächen, in denen bereits alles gesagt worden war? So war es doch, beruhigte ich mich auf den Wanderungen in den Bergen in den nächsten Wochen immer wieder. Und so begleitete mich Andrea, die als Dreizehnjährige per Brief mit mir Kontakt aufgenommen hatte, durch den Urlaub. In

diesen Wochen habe ich dann endgültig Abschied genommen von dem Mädchen, das in ihrem kurzen Leben mit so vielen Schwierigkeiten hatte kämpfen müssen und doch immer wieder aufs Neue, bis zum Schluss, ihr Schicksal selbst in die Hand genommen hatte.

Ich habe lange darüber nachgedacht, ob wir als Team Andrea in dem Chaos, in dem sie leben musste, im Stich gelassen hatten, und ich kam zu dem Schluss, dass dies nicht der Fall war. Viele von uns hatten sich an ihrer Betreuung beteiligt. Ihre Dankbarkeit dafür hatte Andrea mit dem Wunsch ausgedrückt, uns alle noch einmal wiederzusehen.

Es mag verwundern, dass ich mir im Nachhinein Gedanken über ein mögliches Versagen unseres Teams machte, hatten wir doch objektiv gesehen alles Menschenmögliche unternommen. Vermutlich ist dieser Zweifel Ausdruck eines großen (vielleicht nicht immer bewussten) Ohnmachtsgefühls, das einen als verantwortlicher Arzt zwangsläufig angesichts eines solchen Schicksals überkommen muss. Ein Kind erkrankt lebensbedrohlich und dies zu allem Überfluss in einem familiären Umfeld, das ihm keinerlei Halt bietet: die Mutter Alkoholikerin, der Vater dauerhaft abwesend, die Schwester ebenfalls schwer krank. Das sind Probleme, die man mit medizinischen Mitteln nicht lösen kann. Was bleibt, sind unterstützende praktische Maßnahmen, wie das Organisieren eines Einzelzimmers, die Übernahme von Telefonrechnungen und das Angebot der permanenten Erreichbarkeit. Das innerfamiliäre Chaos aber bleibt, und angesichts dessen wird man immer das Gefühl haben, nie genug tun zu können.

Noch eine lange Geschichte

Manchmal beschäftigen uns Patienten über viele Jahre und werden fast Teil unseres Lebens. Ein solcher Patient war Theo, von dem die folgende Geschichte handelt:

Theo hatte eine extrem ungewöhnliche Krankengeschichte. Er war im Alter von acht Jahren an einer Leukämie erkrankt. Nach erfolgreicher Behandlung erlitt er alle sieben Jahre einen Rückfall, den wir immer wieder bekämpfen konnten. Bei seinem letzten Rückfall war er 36 Jahre alt. Er wurde jetzt in der Erwachsenenonkologie behandelt, und wie schon beim letzten Mal besuchte ich ihn dort oft. Inzwischen war er ein erfolgreicher Geschäftsmann. Die Ehe mit seiner Jugendfreundin, die ihm während einer der Rückfallbehandlungen hervorragend beigestanden und ihn anschließend geheiratet hatte, war inzwischen geschieden worden, aber er hatte einen Freundeskreis, in dem er gut aufgehoben schien und mit dem er in der Freizeit Golf spielte. Auf dem Weg zu seinem Zimmer überdachte ich seine Situation. Trotz einer intensiven Chemotherapie war die Leukämie erstmals nicht mehr leicht zu bekämpfen. Nur zögerlich ging die Zahl der Leukämiezellen zurück, und auch jetzt waren immer noch bösartige Zellen im Knochenmark nachweisbar. Noch gravierender war die Tatsache, dass sich die normale Blutbildung nicht recht erholte und besonders die weißen Zellen, die für die Abwehr gegen Infektionen notwendig sind, auf extrem niedrigen Werten verharrten und keinerlei Tendenz zur Erholung zeigten. Es war eindeutig, dass sich das Ende abzeichnete. Die Kollegen hatten mit mir besprochen, ihn baldmöglichst nach Hause zu schicken, da es ihm zurzeit gutging und an eine weitere Therapie nicht zu denken war.

Als ich zu ihm kam, war er guter Dinge. Er hielt mir sofort den Prospekt eines Golfklubs in Nordafrika unter die Nase. Einer seiner Freunde hatte vorgeschlagen, zwei Wochen gemeinsam dorthin zu fahren. »Das geht doch, oder?«, fragte er. »Wir haben das schon lange vor, und ich würde das so gern machen.« Er wusste, wie es um ihn stand, denn einige Tage zuvor hatte ihm der internistische Oberarzt, der ihn betreute, klar gesagt, dass eine Remission seiner Leukämie immer unwahrscheinlicher würde. Er hatte mir das erzählt und mit der Bemerkung geschlossen: »Das war es dann wohl!« Jetzt brauchte ich also mit ihm darüber gar nicht zu reden. Es war seine letzte Chance, noch einmal etwas Derartiges zu unternehmen. »Meine Mutter hat gesagt, ich darf nur fahren, wenn Sie zustimmen«, sagte er und sah mich erwartungsvoll an. Sie hatte ihn seit seinem achten Lebensjahr durch alle Schwierigkeiten begleitet, war auf viele Wallfahrten gegangen und hatte zu Gott um die Rettung ihres einzigen Sohnes gebetet. Er war ihr ein und alles. Naturgemäß war das Verhältnis zwischen Mutter und Sohn nach dieser langen Krankengeschichte sehr eng, und er unternahm nichts ohne ihre Zustimmung. Die Mutter wiederum machte alles, was der »Herr Professor« sagte. Ich hatte ja beide schon als noch junger Assistent in Ulm kennengelernt, und Theo war mir zur weiteren Therapie nach Tübingen gefolgt. Und von da an war ich dann der »Herr Professor«.

Wieder einmal in seiner langen Leidensgeschichte war ich es, der entscheiden musste. Es war klar, dass es auf dieser Reise zu lebensbedrohlichen Komplikationen kommen könnte. Aber es musste nicht zwangsläufig eintreten. Klar war dagegen, dass er nicht mehr geheilt werden konnte. Was sollte also eine Sicherheit, die keine war? Ich stimmte den Reiseplänen zu. Wir sprachen noch eine Weile miteinander, und schließlich verabschiedete ich mich von ihm, ohne das Gefühl zu haben, dass es ein endgültiger Abschied war und ich ihn nicht mehr wiedersehen würde.

Zwei Wochen später kam ein Anruf von seiner Mutter. Theo war auf der Reise gestorben. Sie wusste nichts Näheres. Ich bin während meines gesamten Berufslebens nur in Einzelfällen auf Beerdigungen von Patienten gegangen; immer nur dann, wenn die Patientin oder der Patient eine besondere Rolle für mich gespielt hat. Bei Theo war dies der Fall. Auf der Beerdigung traf ich auch seine Golffreunde, die ich bis dahin nicht gekannt hatte. Anschließend saßen wir noch in einem Wirtshaus mit der Mutter zusammen, und langsam entstand ein klares Bild von dem, was geschehen war. Während der ersten Woche war es Theo bestens gegangen. Die Freunde spielten intensiv Golf, und er konnte gut mithalten. Es war eine fröhliche Gruppe, und es wurde viel gelacht. Davon zeugte eine große Zahl von Fotografien, auf denen immer wieder ein fröhlicher Theo, allein oder mit Mitgliedern der Gruppe, zu sehen war. Es sprach alles dafür, dass sie eine unbeschwerte Woche verbracht hatten. Zu Beginn der zweiten Woche bekam Theo dann plötzlich Fieber und fühlte sich nicht gut. Der hinzugezogene Hotelarzt konnte keine Ursache dafür festmachen, verordnete aber sicherheitshalber ein Antibiotikum. Theo zog es vor, auf seinem Zimmer zu bleiben, und schickte die Freunde fort. Da es ihm nicht auffallend schlecht ging, folgten diese seiner Aufforderung. Als sie am späten Nachmittag zurückkamen, fanden sie Theo bewusstlos vor, und ehe sie weitere Maßnahmen ergreifen konnten, war er gestorben. Für diesen Ausgang gab es durchaus eine plausible Erklärung. Theo hatte, wie gesagt, praktisch keine weißen Blutkörperchen. Dadurch fehlten auch die typischen Zeichen einer Entzündung, die dem Hotelarzt die Ursache für das Fieber hätten deutlich machen können. In einer solchen Situation kann eine Infektion in wenigen Stunden den ganzen Körper überschwemmen und rasch zu einem Kreislaufzusammenbruch führen. Genau das war bei Theo geschehen und genau das war auch meine Befürchtung gewesen, als ich darüber nachdachte, ob ich Theo fahren lassen sollte.

So wie die Freunde es berichteten, war für Theo der Urlaub bis zum Tag vor seinem Tod genau das gewesen, was er sich gewünscht hatte. Ein längeres Leiden war ihm erspart geblieben, denn er war innerhalb weniger Stunden gestorben. Natürlich stellte sich für mich – und nicht nur für mich – die Frage, ob es ein Fehler gewesen war, ihn in dieser Situation fahren zu lassen. Aber was wäre die Alternative gewesen? Es war sicher, dass er nicht mehr lange zu leben hatte, und die rasend schnell verlaufende Infektion wäre auch zu Hause eine mögliche Todesursache gewesen. Vielleicht hätte man ihn noch einmal retten können, doch dann wäre er der nächsten oder übernächsten Komplikation erlegen. Sein Wunsch nach einer schönen Reise im Kreis seiner Freunde aber wäre nicht mehr erfüllt worden. Ich betrachtete lange eines der Bilder, auf dem Theo fröhlich und glücklich in die Kamera schaute und mich anzusehen schien. Nein, ich hatte nichts falsch gemacht, ich hatte es ihm mit mei-

ner Entscheidung ermöglicht, sich einen großen Wunsch zu erfüllen, bevor er sterben musste.
Was war aber mit seiner Mutter, die von den Ereignissen überrollt worden und über den Verlust ihres Sohnes schrecklich verzweifelt war? Würde sie, die sich immer auf meinen Rat verlassen hatte, mir Vorwürfe machen? Wenn ja, hätte ich das gut verstanden. Sie wollte die Berichte der Freunde immer und immer wieder hören und betrachtete die Bilder lange und nachdenklich. Das Einzige, was sie von mir wissen wollte, war, ob Theo sehr gelitten habe. Ich konnte ihr guten Gewissens sagen, dass der Tod nach meiner Erfahrung sehr schnell gekommen sein musste. Und vorsichtig setzte ich noch hinzu, dass ihm dadurch möglicherweise Schlimmeres erspart geblieben war. »Ja«, sagte sie schließlich, »für mich ist es schrecklich, dass ich in seinen letzten Stunden nicht bei ihm sein konnte, ich habe ihn doch in all den Jahren nie allein gelassen. Aber für Theo ist es gut so, und das muss ich mir eben immer wieder sagen, wenn ich jetzt ohne ihn weiterleben muss.«

Gedankenlosigkeit

Wir denken im Allgemeinen viel zu wenig darüber nach, ob wir mit unserem Reden und Handeln unseren Mitmenschen wehtun. Das gilt ganz besonders für den Umgang mit kranken Kindern, die, wie viele kranke oder behinderte Menschen, besonders sensibel und hellhörig sind. Wir Ärzte sollten unser Handeln immer wieder hinterfragen und uns selbst gegenüber kritisch sein. Es geschieht so leicht, dass man Äußerungen macht, die ein Patient in seiner kritischen Situation anders auffasst, als sie vielleicht gemeint sind. Nicht immer sind es Taktlosigkeiten, es können auch Bemerkungen sein, die wegen mangelnder Eindeutigkeit Anlass zu einer Fehlinterpretation geben. Aber Taktlosigkeiten sind leider häufig, nicht nur bei Ärzten und Pflegekräften, und wenn sie auch zumeist nicht aus Boshaftigkeit, sondern aus reiner Gedankenlosigkeit heraus gesagt werden, so können sie doch sehr verletzend sein.

Andreas kam in die erste Klasse des Gymnasiums, nachdem die Intensivbehandlung seiner Leukämie abgeschlossen war. Seine Eltern hatten den Klassenlehrer über die Krankheit informiert, und Andreas hatte sich von einem unserer Kliniklehrer gewünscht, ihn am ersten Tag zu begleiten, um die Klasse über die Krankheit und deren Folgen zu informieren. Die neuen Mitschüler waren sehr interessiert und stellten viele Fragen. So wurde er schnell in die Klasse aufgenommen, obwohl er nicht von Anfang des Schuljahres an dabei gewesen war. Andreas war sehr beruhigt gewesen, hatte er doch vor dem ersten Schultag ziemliche Angst gehabt. Wegen seiner Glatze trug er ein zu diesem Zweck von seiner Mutter gestricktes Wollkäppchen. Einige Tage nach dem Schulbeginn hatte die Klasse Unterricht bei einem Lehrer, den Andreas noch nicht kannte. Natürlich entdeckte der nach kurzer Zeit das Käppchen auf dem Kopf des Schülers. »Hier ist es nicht kalt. Setz gefälligst deine Mütze ab«, war die barsche Reaktion des Lehrers. »Wollen Sie das wirklich?«, fragte Andreas etwas ungläubig zurück. Die Klasse wartete gespannt, was nun kommen würde. »Natürlich, sonst würde ich es ja nicht sagen«, war die Antwort des Lehrers. Wortlos riss sich Andreas die Kappe vom Kopf, und der kahle Schädel kam zum Vorschein. Der Lehrer, der offensichtlich erschrocken war, wies den Jungen an, sich hinzusetzen, und fuhr ohne weiteren Kommentar mit dem Unterricht fort. »Das mit der Mütze war eigentlich nicht so schlimm. Wahrscheinlich hat der Lehrer das mit meiner Krankheit auch gar nicht gewusst«, kommentierte der Junge das Verhalten des Lehrers. »Aber er hätte ja doch sagen können, dass es ihm leidtut.«

Von einem Pädagogen sollte man dies in der Tat verlangen können. Andreas war durch dieses Verhalten sehr verletzt. Sein Wunsch nach einer Entschuldigung war berechtigt, sie hätte die Lage entspannt. Ähnlich verletzt und zornig war ein beinamputierter 15-jähriger Patient von uns, der um eine Bescheinigung bat, dass er nicht am Sportunterricht teilnehmen könne, was mit einem Bein in der Tat schwierig ist. Sein Sportlehrer hatte das Attest von ihm verlangt, weil er es für seine Akten benötigte. Ich bin sicher, dass es eine einfache Aktennotiz ebenso getan hätte. Es liegt mir fern, zu generalisieren und zu behaupten, Lehrer seien besonders taktlos. Es handelt sich aber um eine Berufsgruppe, die es – wie Ärzte – mit Menschen zu tun hat und von der man deshalb eine gewisse soziale Kompetenz verlangen kann. Doch weder Ärzte noch Lehrer lernen in ihrer Ausbildung etwas über den sensiblen Umgang mit schwerkranken Kindern und Jugendlichen. Deshalb ist hier die Fähigkeit zur permanenten Selbstreflexion gefragt. Nur durch Selbstbeobachtung und das ständige Hinterfragen der eigenen Handlungen kann gedanken- und taktloses Verhalten vermieden werden.

Der Freund

Sigmund Freud hatte einen Arzt, der für ihn ein guter Freund war und schließlich auch seinem Leiden durch eine Spritze ein Ende setzte. Ein solch freundschaftliches Arzt-Patienten-Verhältnis findet man bei erwachsenen Patienten nicht selten. Es kommt aber auch vor, dass kranke Kinder einen Arzt als Freund sehen.

Heinrich war vier Jahre alt, als er an Leukämie erkrankte und meine Bekanntschaft mit ihm begann. Zunächst verlief alles gut, und es gab keine ernsten Probleme. Als ich nach drei Jahren die Therapie beenden konnte, sahen wir uns dann eine Zeitlang zunehmend seltener. Zwei Jahre später trat jedoch ein Rückfall in den Hirnhäuten auf. Erneut begann die Therapie, und ich musste häufig Lumbalpunktionen bei ihm durchführen, eine unangenehme und auch schmerzhafte Prozedur, die er jedes Mal klaglos über sich ergehen ließ. Er hielt immer ganz still, weil er wusste, dass es dann für mich leichter war, auf Anhieb den Rückenmarkkanal mit der Nadel zu treffen, um Rückenmarkflüssigkeit zu entnehmen und Medikamente hineinzuspritzen. Mittlerweile war Heinrich fast zehn Jahre alt, noch immer duzte er mich, wie er das von Anfang an getan hatte. Eines Tages sagte ihm seine Mutter in meinem Beisein, dass er inzwischen alt genug sei, um zu wissen, dass man »Sie« zu einem Arzt sagen müsse. Heinrich sah sie völlig verständnislos an und meinte: »Wieso denn, er ist doch mein Freund.« Dabei schaute er fragend zu mir herüber, und als ich zustimmend nickte, war die Sache für ihn erledigt, und die Mutter widersprach auch nicht.

Nachdem zunächst über lange Zeit die Leukämie durch

Medikamente in Schach gehalten werden konnte, wurden schließlich die Injektionen immer häufiger notwendig. In immer kürzeren Abständen waren Leukämiezellen in seiner Rückenmarkflüssigkeit nachweisbar, und es war abzusehen, dass die Injektionen bald keinen Effekt mehr haben würden. Heinrich hatte zunächst keine Probleme damit, er ließ auch weiterhin die Prozedur über sich ergehen, ohne dass man ihn dabei festhalten musste. Es ging ihm aber langsam immer schlechter, und eines Tages war der sonst so fröhliche Junge traurig und in sich gekehrt und wehrte sich erstmals gegen die Prozedur. Nur nach langer Überredung durch die Mutter ließ er sich schließlich von mir punktieren, aber eine Schwester musste ihn dabei festhalten. Obgleich der Befund nicht wesentlich gravierender war als beim letzten Mal, machte mir sein Verhalten Sorgen.
Beim nächsten Termin wurde das Ganze zu einem Albtraum. Heinrich weigerte sich strikt, sich punktieren zu lassen, alle Überredungskünste der Mutter nützten nichts. Je mehr sie ihn bedrängte, umso mehr wehrte er sich. Schließlich konnte ich es nicht länger mit ansehen. In strengem Ton, wie er es von mir nicht kannte, sagte ich zu ihm: »Jetzt stell dich doch nicht so dumm an!« Wortlos setzte er sich hin und ließ die Prozedur ohne jede Gegenwehr über sich ergehen. Als wir fertig waren, sah er mich stumm an; sein Blick sprach Bände. »Warum tust du mir das an?«, schien er zu sagen. Am liebsten hätte ich gesagt: »Ich habe es doch nur für deine Mutter getan, die durch deine Weigerung schier verrückt geworden ist.« Aber ich sagte nichts und fühlte mich miserabel. Als er ging, machte er durch seine Verabschiedung deutlich, wie sehr er von mir enttäuscht war. Der

Befund, den ich dann erhielt, war niederschmetternd; erstmals hatten die Leukämiezellen trotz der Injektion massiv zugenommen. Heinrich hatte sich zu Recht geweigert. Die Injektionen waren in der Tat endgültig sinnlos geworden. Zwei Tage später kam Heinrichs Mutter allein zu einem Gespräch. Sie berichtete, dass ihr Sohn viel über Kopfschmerzen klage. Ich eröffnete ihr die Verschlechterung des Befundes, und als sie fragte, was das bedeute, zuckte ich nur hilflos mit den Schultern. »Soll das heißen, dass es nicht mehr weitergeht?« Sie schrie mich fast an. Ich nickte wortlos, da es mehr nicht zu sagen gab. »Das kann nicht sein«, rief sie weinend und stürmte aus dem Zimmer. Zwei Stunden später stand sie zusammen mit ihrem Mann wieder vor meiner Tür. Beide Eltern waren fest entschlossen, mich davon zu überzeugen, dass ich Unrecht hatte. Als hätte ich dies geahnt, hatte ich die Situation gleich nach dem stürmischen Verschwinden von Heinrichs Mutter mit einer Kollegin besprochen. Sie stimmte mir zu, dass es in diesem Fall keine therapeutische Option mehr gab. Behutsam versuchte ich, dies den Eltern klarzumachen. Meine Botschaft kam jedoch nicht an. Immer wieder schüttelten beide den Kopf und äußerten, dass das doch nicht wahr sein könne. Schließlich erklärten sie mir, sie seien zu allem bereit: tägliche Punktionen, erneute Bestrahlung oder was mir sonst noch einfiele. Die Hauptsache sei, dass ich etwas unternähme und Heinrich nicht sterben müsse. Ich wusste aber, dass es nichts mehr gab, und überlegte fieberhaft, was ich nun tun sollte.

Das Ganze passierte in jener Zeit, in der wir den Kindern noch nicht in vollem Umfang die Wahrheit sagten. Heinrich hatte mir aber bei unserer jüngsten Begegnung deutlich gemacht, dass er sehr wohl ahnte – wenn nicht sogar wusste –, wie es um ihn stand. Ich sah seinen vorwurfsvollen Blick wieder vor mir, und mir fiel die Episode mit der »falschen« Anrede wieder ein. Ich fragte die Mutter, ob sie sich an das Ereignis erinnerte. Sie nickte und sagte: »Ja, für Heinrich sind Sie sein großer Freund, und das immer noch, obwohl er beim letzten Mal sehr böse auf Sie war, weil Sie ihn so angefahren haben. Aber das war ja notwendig, sonst hätte er sich nicht mehr punktieren lassen«, fügte sie bestätigend hinzu. Plötzlich wusste ich, was ich nun zu sagen hatte: »Ja, ich bin sein Freund, und deswegen kann und werde ich nichts tun, was ihm nichts nützt, sondern nur schadet. Es war schon schlimm genug und falsch, dass ich ihn so angefahren habe. Was würden Sie von einem guten Freund halten, der so etwas tut und dann noch gegen Ihren Willen handelt. Ich denke, Sie selbst wären sehr enttäuscht von einem solchen Freund. Und Sie haben ja schon bestätigt, dass ich Heinrich schon einmal sehr enttäuscht habe. Noch einmal soll das nicht geschehen. Unter jedem weiteren Therapieversuch würde er nur leiden und es würde ihm nichts nützen. Deshalb kann ich nichts von dem tun, was Sie sich vorstellen, denn ich bin sein Freund.« Meine letzten Worte hingen im Raum, und für eine kleine Weile sagte niemand etwas. Dann nickte die Mutter, die Eltern erhoben sich wortlos, gaben mir die Hand und gingen. Ich habe meinen Freund Heinrich nicht mehr wiedergesehen. Wie ich später erfuhr, hatten ihm die Eltern nach ihrer Rückkehr erzählt, dass wir gemeinsam beschlossen hätten, ihn nie mehr zu punktieren, weil es nichts mehr nützt. Er habe genickt und gesagt: »Das finde ich gut.« Einige

Tage später wurde er plötzlich bewusstlos. Er wachte nicht mehr auf und starb am folgenden Tag. Lange Zeit später schrieb mir die Mutter. Das Wichtigste, was sie mir mitteilen wollte, war, dass sie froh seien, weil ich nicht nachgegeben hatte, und dass ich in der Tat wie ein Freund gehandelt hatte. Ich war sehr dankbar für den Brief, denn wie so oft hatte mich die Frage gequält, ob ich mich richtig verhalten hatte. Wie gut war es, dass Heinrich mir damals so deutlich gemacht hatte, wie er unser Verhältnis einschätzte, und doch hätte ich beinahe unsere Freundschaft verspielt.

Ein Arzt kann also für ein Kind oder einen jugendlichen Patienten zum wirklichen Freund werden. Dadurch gewinnt aber die Verantwortung, immer das Richtige für den Patienten zu tun, eine andere Dimension. Einerseits kann eine solch freundschaftliche Beziehung zu dem, der die Verantwortung für die Behandlung trägt, beim Patienten das Gefühl verstärken, sich wirklich auf ihn verlassen zu können, andererseits wird möglicherweise jede ärztliche Maßnahme, vor allem wenn sie schmerzhaft ist, vom Patienten besonders kritisch beurteilt.

Man wird als Arzt auch immer wieder Patienten begegnen, denen gegenüber man eher Abneigung empfindet. Aber es gehört zum ärztlichen Ethos, dies den Patienten nicht spüren zu lassen. Da Vertrauen leichter entsteht, wenn auch Sympathie im Spiel ist, durften die Kinder in unserer Klinik wählen, wer bei ihnen eine schwierige oder unangenehme Prozedur durchführen oder welcher Arzt mit ihnen in die Schule gehen soll. Wie wichtig das ist, zeigt die Tatsache, dass in vielen Fällen für die Kinder weniger die berufliche Erfahrung, als vielmehr zwischenmenschliche Aspekte das primäre Auswahlkriterium sind. Ich erlebte es immer wieder, dass Kinder sich einen jungen unerfahrenen Arzt oder eine Ärztin aussuchten, dem oder der sie sogar einen Fehlversuch mit der Folge eines zweiten Anlaufs verziehen.

»Zu nah oder zu weit weg!« – Über Distanz, Empathie und Überforderung

Eins der schwierigsten Dinge, die jeder klinisch tätige Arzt lernen muss, ist, die nötige und richtige Distanz zu seinen Patienten zu halten. Wie schwierig diese Aufgabe besonders für einen jungen, noch recht unerfahrenen Arzt zu bewältigen ist, zeigt die folgende Geschichte:

Anfang der siebziger Jahre, also noch während meiner Ausbildung zum Kinderarzt, wurde ich mit einer schwangeren Mutter konfrontiert, die ihr erstes Kind durch einen angeborenen Immundefekt verloren hatte. In einem Gespräch sollte nun geklärt werden, was in dem Fall, dass das zweite Kind denselben Defekt hat, zu tun sei. Die einzige Möglichkeit bestand darin, das Kind direkt nach der Geburt komplett von der Umwelt zu isolieren und in Ruhe einen Therapieversuch zu planen. Dafür gab es erste, zum Teil auch erfolgreiche Ansätze. Ich brachte in Erfahrung, dass zwei in Ulm vorhandene, aber inzwischen nicht mehr benutzte Isolationssysteme, die für vergleichbare Fälle angefertigt worden waren, reaktiviert werden könnten. Die Schwestern, die mit diesen Einheiten bereits vertraut waren, erklärten sich bereit, uns zu helfen.

Erik wurde per Kaiserschnitt geboren und sofort in einer der »Plastikblasen«, in der keine Keime an ihn herankommen konnten, isoliert. Er war ein kräftiges und völlig gesund wirkendes Neugeborenes, bei dem sich aber leider rasch herausstellte, dass er denselben erblichen Defekt hatte wie sein verstorbener Bruder. Die ersten Behandlungsversuche schlugen fehl, aber Erik entwickelte sich prächtig. Er machte alle körperlichen und kognitiven Entwicklungsstufen altersgemäß durch, das einzige Problem war, dass immer eine Plastikschicht zwischen uns und dem Kind war. Man konnte ihn aber auf den Schoß nehmen und mit ihm schmusen, und er spürte dabei unsere Körperwärme. Da ich der betreuende Arzt war, kümmerte ich mich sehr intensiv um ihn und seine Mutter, bei der Taufe und der Feier des ersten Geburtstags war ich selbstverständlich mit meiner Familie Teil der Festgesellschaft. Ohne dass ich es bemerkte, wurde Erik immer mehr auch zu meinem Kind.

Solange es ihm gut ging, war das auch kein Problem, und es ging ihm während der ersten 15 Lebensmonate fast immer gut. Er war ein fröhlicher kleiner Kerl, und ohne Zweifel war ich eine wichtige Person für ihn, was mir auch sehr gut gefiel. Nach unzähligen Diskussionen mit Fachleuten aus Europa und den USA, die schon Erfahrungen mit derartigen experimentellen Therapieansätzen hatten, unternahmen wir dann einen Therapieversuch, eine Knochenmarktransplantation. Uns allen war klar, dass es ein riskantes Unternehmen war, aber wir wollten unbedingt verhindern, dass Erik sein Leben für immer in dieser Plastikblase fristen musste, da er ohne funktionierendes Immunsystem außerhalb keine Überlebenschance hatte. Es kam zu der gefürchteten Abstoßungsreaktion, an deren Folgen Erik im Alter von 22 Monaten nach langen Monaten des Leidens starb. In dieser Zeit kämpfte ich um das Leben »meines« Kindes.

Ich, der immer gut schlafen konnte, lag nachts wach und suchte verzweifelt nach Lösungsmöglichkeiten. In dieser Zeit muss ich mich deutlich verändert haben, ohne dass es mir bewusst wurde.

Meine Frau hatte Eriks Geschichte von Anfang an mit verfolgt, hatte an seiner Taufe und dem Geburtstagsfest teilgenommen und ihn auch regelmäßig in der Klinik besucht. Wie sich später herausstellte, bemerkte sie meine Verzweiflung und mein verändertes Verhalten, wusste aber nicht, wie sie mir helfen konnte. Ich nehme an, dass ich in dieser Zeit für andere Patienten keine große Hilfe war.

Zwei oder drei Monate vor Eriks Tod stand dann plötzlich eine Kollegin vor mir. Sie hielt einen Schlüssel in der Hand und sagte: »So kann das mit Ihnen nicht weitergehen. Hier ist der Schlüssel für unser Ferienhäuschen in den Bergen. Ich vertrete Sie eine Woche lang in allen Ihren Aufgaben, Sie nehmen Ihre Frau und Ihre Kinder und fahren dorthin.« Obgleich ich eigentlich gar nicht so recht verstand, was sie meinte, war ich wohl doch so erschöpft, dass ich ihr Angebot widerspruchslos annahm. Außerdem war sie als Oberärztin meine direkte Vorgesetzte, und ihr Angebot klang fast wie eine Anordnung. Ich informierte meine Frau und regelte fast mechanisch die notwendigen Dinge in der Klinik, verabschiedete mich von Eriks Mutter, die mich wie einen Fahnenflüchtigen ansah, der ich ja auch war, und wir fuhren in die Berge. Wir machten mit den Kindern lange Spaziergänge oder spielten mit ihnen, und am Abend saßen meine Frau und ich zusammen und führten lange Gespräche. Langsam wurde uns bewusst, was mit mir geschehen war. Es war ja gar nicht mein Kind, das da starb, ich war nur der betreuende und verantwortliche Arzt, und Erik war eines von vielen schwerkranken Kindern in der Klinik. Zwar hatte ich ihn über anderthalb Jahre zusammen mit seiner Mutter und den Schwestern großgezogen und mich viel mehr mit ihm beschäftigt als mit jedem anderen Kind, aber ich war nicht der Vater. Offensichtlich hatte ich jede Distanz zu Erik verloren, die notwendig ist, um vernünftige Entscheidungen fällen zu können. Ich war ihm viel zu nahe gekommen und litt wie jemand, der erkennen muss, dass er über kurz oder lang sein eigenes Kind verliert. Ich weiß nicht, was mit mir und meiner Familie geschehen wäre, wenn meine Kollegin, die längst zur guten Freundin geworden ist, damals nicht mit dem Schlüssel zu ihrem Ferienhaus gekommen wäre.

Die ärztliche Kunst verlangt es, dass man bei allem Mitgefühl für seine Patienten immer eine gewisse Distanz zu ihnen hält. Besonders in der Kinderheilkunde ist die Gefahr groß, persönlich zu sehr ins Geschehen involviert zu werden, so wie es mir damals mit Erik ergangen ist. Kindern kann es immer wieder gelingen, wenn sie Zuneigung zum behandelnden Arzt gefasst haben, die Distanz zu ihm deutlich zu verringern, und manche schaffen es, den Abstand ganz zu überwinden. Man muss sich darüber im Klaren sein, dass es selbst dem erfahrensten Arzt immer mal wieder passieren kann, der Zuneigung eines Kindes zu erliegen. Das ist auch keine Schande, aber daraus können Probleme entstehen, die nicht nur den Arzt selbst betreffen. Die zu große Nähe beeinträchtigt die Entscheidungsfähigkeit. Eigentlich sollte das jedem Arzt klar sein, denn wir alle wissen, dass wir für die Mitglieder unserer eigenen Familie keine guten Ärzte sind. Es fällt schwer, die

Objektivität zu behalten, die notwendig ist, um schwerwiegende Entscheidungen für das eigene Kind zu treffen, wenn es krank ist. Ich wurde häufig von Eltern gefragt, was ich denn machen würde, wenn es sich um mein eigenes Kind handelte. Ich habe dann stets geantwortet: »Ich würde mir einen Kollegen suchen, dem ich vertraue, und ihn bitten, die Behandlung meines Kindes und die Verantwortung zu übernehmen.« Obgleich viele Eltern über diese Antwort zunächst enttäuscht waren, verstanden sie doch meist rasch, was ich ihnen mit dieser Aussage vermitteln wollte. Auch ich musste lernen, wie problematisch es ist, wenn man betreuender Arzt für die eigenen Kinder sein will.

Als mein jüngster Sohn vier Jahre alt war, berichtete meine Frau, dass er so blass sei und immer einmal wieder erbreche. Da ich ihn, wenn überhaupt, nur abends nach der Klinik sah, und er dann nie erbrach, nahm ich die ganze Sache nicht ernst, bis ich schließlich an einem Wochenende eindeutig erkennen musste, dass er in der Tat schlecht aussah. Als er dann auch noch aus heiterem Himmel erbrach, packte mich die Angst, war ich doch als junger Onkologe immer wieder mit Kindern mit Hirntumoren konfrontiert, die nicht selten im Rahmen einer längeren Vorgeschichte ähnliche Symptome gezeigt hatten. Ich war mir ziemlich sicher, dass es nur so etwas sein könnte, und setzte voller Panik alle Hebel in Bewegung, dass er rasch mithilfe eines damals ganz neuen Computertomographen untersucht wurde. Mit diesem Gerät war es erstmals möglich, unter Verwendung von Röntgenstrahlen Hirntumoren abzubilden. Natürlich ergab sich keinerlei Hinweis auf einen Hirntumor. Erleichtert erzählte ich diese Episode einem Freund in der Klinik, der nur ganz trocken sagte: »Schick mir mal deinen Sohn, damit ich eine anständige Diagnostik bei ihm mache.« Er tat es in der Reihenfolge, wie ich es wahrscheinlich bei jedem anderen Kind auch getan hätte, und es stellte sich heraus, dass er eine Infektion mit dem Epstein-Bar-Virus hatte, die für das Alter nicht untypisch ist und in der Regel folgenlos ausheilt. Damit waren auch die Symptome und die auffälligen Laborwerte eindeutig erklärt.

Eine solche Problematik ergibt sich für den Patienten, wenn der behandelnde Arzt keine Distanz mehr zu ihm hat. Auf der einen Seite scheut sich ein solcher Arzt eventuell, dem Kind eine Therapie zuzumuten, die mit starken Nebenwirkungen verbunden ist, auf der anderen Seite – und das ist wahrscheinlich häufiger der Fall –, kann ein solcher Arzt nur schwer aufgeben und wird alles versuchen, das ihm nahestehende Kind zu retten. Dieses wird dann belastenden Therapieversuchen ausgesetzt, die ihm letztendlich nur schaden. Die Qualität eines Teams zeichnet sich deshalb unter anderem dadurch aus, dass dieses Problem erkannt, offen diskutiert und die Entscheidung für oder gegen einen weiteren Therapieversuch gemeinsam gefällt wird. Es muss im Team erlaubt sein, darüber zu spekulieren, welche Motive den einzelnen Mitarbeiter antreiben. In einem Zentrum, in dem ständig neue Therapieverfahren entwickelt werden, ist es besonders schwierig, dies herauszufinden. Immer wieder standen wir vor der Frage, ob ein Therapieversuch mit unbekanntem Ausgang wirklich sinnvoll ist oder ob wir nur nicht aufgeben wollen, weil dem ganzen Team oder einem einzelnen Mitglied der kleine Patient so ans Herz gewachsen ist.

Mitarbeiter, die in der einen oder anderen Weise die richtige Distanz zu ihren Patienten nicht halten können, sind auf Dauer auch ein Problem für das ganze Team. Es ist eine wichtige Aufgabe für die Erfahrenen im Team, den Jüngeren bei diesem Lernprozess zur Seite zu stehen und Verantwortung für sie zu übernehmen, so wie es meine Oberärztin im geschilderten Fall getan hat. Ohne die grundsätzliche Fähigkeit zur Distanz wird man den schwerkranken Patienten nicht die adäquate emotionale Unterstützung bieten können. Für den Arzt selbst besteht zudem die Gefahr, ein sogenanntes Burnout-Syndrom zu entwickeln.

Auf der anderen Seite ist es für ein krankes Kind und seine Eltern ebenfalls problematisch, wenn ein Arzt für sich beschlossen hat, seine Arbeit ohne innere Anteilnahme zu verrichten, um sich vor emotionaler Verstrickung zu schützen, denn dieser lässt das kranke Kind emotional allein. Mehr als einmal habe ich jungen Ärztinnen und Ärzten nahegelegt, das Feld zu wechseln. Manchmal waren sie sich des Problems noch gar nicht bewusst und fühlten sich ungerecht behandelt, weil ich ihnen die ärztliche Kompetenz abzusprechen schien. Ich machte ihnen dann deutlich, dass es andere Gebiete in der Medizin gibt, in denen diese Problematik kaum oder gar nicht gegeben ist. Langfristig waren mir die meisten dieser Ärzte für diesen Ratschlag dankbar. Sie waren ja keine Versager, sondern durch ihre persönlichen Fähigkeiten für andere Gebiete einfach besser geeignet. Manche waren aber auch wirklich gekränkt, hatten sie doch einen hohen Anspruch an sich selbst, den sie aber nicht einlösen konnten. Im Interesse der kranken Kinder und Jugendlichen, aber auch in ihrem eigenen Interesse hielt ich es deshalb für notwendig, ihnen einen Wechsel nahezulegen.

Eng mit dem Problem der inadäquaten Distanz ist das Problem der Empathie verknüpft. Empathie darf nicht mit

Mitleid gleichgesetzt werden, sondern muss mit Mitfühlen übersetzt werden. Es ist die Fähigkeit, sich in einen anderen Menschen hineinzuversetzen und so sein Denken, Fühlen und Handeln nachvollziehen zu können. Man kann das auch als Einfühlungsvermögen bezeichnen. Die Gefühle gegenüber dem Leiden eines anderen Menschen können schmerzhaft sein, ebenso die Erkenntnis, dass man in gleicher Weise verwundbar ist. Gleichmütigkeit und große Distanz gegenüber dem Patienten, wie es in der Vergangenheit als herausragende Eigenschaft eines guten Arztes verlangt wurde, können dann durchaus helfen, belastende Gefühle zu vermeiden. Befürworter dieses Verhaltens stehen auf dem Standpunkt, dass dadurch die Objektivität gefördert und ein Burnout verhindert wird.

Ich bin der Meinung, dass Emotionen unser Denken nicht beeinträchtigen. Wenn wir den Schwestern zugestehen, emotional zu reagieren und trotzdem die richtigen Entscheidungen zu treffen, warum sollte das bei Ärzten anders sein? Empathie und Mitgefühl sind notwendig, um wirklich zu verstehen und effektiv zu kommunizieren. Dazu gehört auch die Fähigkeit, sich vorstellen zu können, dass man selbst ebenfalls schwer erkranken könnte. Eine zu große Distanz verleugnet das emotionale Feld zwischen Patient und Arzt und lässt den Patienten mit seinen Problemen allein. Eine von Empathie getragene Kommunikation dagegen hilft dem Patienten zum Beispiel bei schwierigen Entscheidungen. Zudem spricht vieles dafür, dass eine fehlende Bereitschaft oder Fähigkeit, dem Patienten ausreichend Empathie entgegenzubringen, die Entwicklung eines Burnouts fördert. Dies ist eine Beobachtung, die ich aus eigener Erfahrung bestätigen kann.

In der modernen Medizin ist der Begriff »Burnout« zu

einem Schlagwort geworden, mit dem ein Zustand völliger seelischer und körperlicher Erschöpfung beschrieben wird, der in Folge chronischer beruflicher (und/oder privater) Überforderung eintreten kann. Beim Personal im Gesundheitswesen tritt diese Problematik häufiger auf, denn zu dem oft sehr hohen Arbeitsanfall kommt noch die psychische Belastung durch kranke Menschen. Das gilt besonders in den Bereichen, in denen die Mitarbeiter regelmäßig mit dem Tod konfrontiert werden, wie in der Onkologie oder auf den Intensivstationen.

Vor vielen Jahren habe ich den für die Krankenhausseelsorge verantwortlichen evangelischen Oberkirchenrat davon überzeugt, dass es für unsere Patienten, deren Angehörige und auch unsere Mitarbeiter hilfreich sein könnte, wenn die Kirche eine eigene Pfarrstelle für die Kinderklinik einrichten würde. Bei den vielen existenziellen Nöten in unserem Hause wurde es tagtäglich deutlich, dass viele Menschen nach geistlicher Hilfe suchen, selbst wenn sie dies bis zum Zeitpunkt der Erkrankung für völlig unnötig gehalten hatten. Als dann ein Pfarrer kam, wurde der allerdings nicht gleich von allen Mitarbeitern mit offenen Armen empfangen, hatten doch manche ein distanziertes oder gar kein Verhältnis zu Kirche und Glaube. Andere hielten das Ganze einfach für eine neue Marotte ihres Chefs. Der Pfarrer hatte längere Zeit in einer psychiatrischen Klinik gearbeitet, aber kaum Erfahrung mit kranken oder gar sterbenden Kindern. So nahm ich ihn zunächst etwas unter meine Fittiche und führte immer wieder Gespräche mit ihm. Vieles konnte ich ihm dabei erklären, aber mir ging es eigentlich viel mehr darum zu beobachten, wie er mit dieser für ihn neuen und schwierigen Aufgabe zurechtkam. Ich machte mir Sorgen, ob dieses Projekt nicht doch zu viel für ihn wäre. Es sah aber bald so aus, als hätte er alles im Griff.

Schnell war er im ganzen Haus beliebt, man gewöhnte sich rasch daran, ihn in schwierige Entscheidungen mit einzubeziehen, und bald holte sich auch mancher Mitarbeiter bei ihm Hilfe. Seine Tätigkeit weitete sich immer mehr aus, er begleitete sterbende Kinder und ihre Familien, wurde zunehmend gebeten, die Beerdigungen der Kinder vorzunehmen oder neugeborene Geschwister unserer Patienten zu taufen. Häufig machte er auch Hausbesuche, wenn Eltern von Kindern, die nicht mehr in der Klinik waren, darum baten. So wurde er quasi zum guten Ritter, der unendlich vielen Menschen dabei half, mit dem Gott zurechtzukommen, der ihr Kind mit so einer schrecklichen Krankheit geschlagen hatte. Er half ihnen auch bei ihren sonstigen Nöten, die nicht unbedingt mit ihrem Glauben zu tun hatten. Es war nicht nur seine fröhliche Art und seine Klugheit, die allen – bald auch den anfänglichen Skeptikern – gefiel, sondern auch seine Hilfsbereitschaft in einer Umgebung, in der viele Menschen Hilfe brauchen.

Ich sah diese Entwicklung mit Vergnügen, wurde ich doch dadurch in meinem Vorgehen bestätigt. In den Gesprächen wurde mir immer wieder deutlich, dass er hervorragend in das Team eingebunden war, und nach einiger Zeit war ich überzeugt, dass ich mir um ihn keine Sorgen machen musste und mich wieder anderen notwendigen Dingen widmen konnte. Natürlich führten wir weiter viele Gespräche, aber es ging eigentlich immer nur um bestimmte Kinder oder Eltern, die in Nöten waren. Eines Tages – und es traf unser Team wie ein

Blitzschlag – brach er psychisch zusammen und musste sich in psychiatrische Behandlung begeben. Wie ich später erfuhr, hatte er auch körperliche Gesundheitsprobleme, aber die waren nicht die eigentliche Ursache für den Zusammenbruch. Ursache dafür war die Tatsache, dass er sich übernommen hatte. So viele Menschen hatten ihn um Hilfe gebeten, und er hatte niemals Nein gesagt. Aber irgendwann belastete ihn die Not, mit der er es tagtäglich zu tun hatte und die immer mehr seiner Zeit ausfüllte, derart, dass er nicht mehr zur Ruhe kam. Hinzu kam vielleicht auch noch, dass er aus einer anderen Gegend Deutschlands stammte und in Tübingen keine Freunde außerhalb der Klinik hatte, mit denen er über seine Probleme reden konnte. Er biss einfach die Zähne zusammen und machte weiter, bis es nicht mehr ging.

Ich hatte nichts von seiner Überforderung bemerkt, weil ich irgendwann für mich beschlossen hatte, dass er keine ernsten Probleme mit seiner Aufgabe hatte, und für die meisten Mitarbeiter war er ein Vorbild an Engagement, sodass ich gar keinen Grund sehen konnte, mich zu fragen, ob er sich vielleicht selbst überforderte. Nur eine erfahrene Psychologin antwortete einmal auf meine Frage, ob sie nichts bemerkt hätte, dass sie versucht habe, ihm zu helfen, aber es sei zu spät gewesen. Als ich wissen wollte, warum sie denn nicht mit mir darüber gesprochen habe, sagte sie: »Wissen Sie, der Herr Pfarrer ist ja nicht richtig einer von uns Mitarbeitern, er ist ja schon etwas Besonderes. Und ich wollte ihn nicht bei Ihnen anschwärzen.« In dem anschließenden Gespräch erkannte sie jedoch sehr bald, wie falsch diese Sicht gewesen war. Und mich bedrückte es über lange Zeit, dass ich die Not eines Mitarbeiters übersehen hatte, der sich im Interesse vieler kranker Kinder und ihrer Eltern chronisch überfordert hatte. Das hätte mir nicht passieren dürfen.

Die Ursachen für ein Burnout sind vielfältig, in ihren Auswirkungen jedoch immer ähnlich. Der betroffene Mensch fühlt sich überfordert, schläft nicht mehr gut, hat vielfältige körperliche Symptome und wird seinen eigenen Ansprüchen nicht mehr gerecht. Er verliert zunehmend die Fähigkeit, ein empathisches Verhältnis zu seinen Patienten zu entwickeln oder aufrechtzuerhalten. Dann ist ein früher sehr engagierter Arzt plötzlich häufig nicht bei der Arbeit anzutreffen, sein Engagement für die Patienten lässt deutlich nach, und er entwickelt ein unpersönliches Verhalten gegenüber den anderen Mitarbeitern. Sein Selbstwertgefühl schwindet, und die ganze Symptomatik kann in schwere Depressionen münden, wie auch in die Abhängigkeit von Drogen und Alkohol.

Eine Ursache ist vor allem die Überforderung im Arbeitsalltag, die durch die Ansprüche des Arbeitgebers oder von Vorgesetzten ausgelöst werden kann. Ebenso kann – wie im Fall des Pfarrers – ein übertriebener Anspruch an sich selbst ursächlich sein, wobei hier die Überforderung durch die viel zu große Zahl der Hilfesuchenden ausgelöst wurde. In diesem Fall hatte das Team, allen voran ich, versagt. Ich bin sicher, wir hätten dem Pfarrer helfen können, mit der Überforderung fertig zu werden, wenn wir diese wahrgenommen und sie zum Gesprächsthema gemacht hätten. Aber wir konnten oder wollten es alle nicht sehen. Außerdem hätten wir mehr über seine Sonderrolle im Team nachdenken müssen, die es ihm offensichtlich erschwerte, sich bei Mitarbeitern Hilfe zu holen. Und vielleicht hätten wir auch sein Alleinsein in Tübingen thematisieren sollen. Ein gutes Team kann einem Burnout bei einem Mitarbeiter vorbeugen, indem alle sich die Gefahr bewusst machen und bereit sind, gut aufeinander aufzupassen.

Eines Tages kam ein junges Mädchen auf die onkologische Station, um dort ein freiwilliges soziales Jahr zu absolvieren. Die Schwestern wissen, dass man auf diese in der Regel sehr engagierten jungen Menschen gut aufpassen muss, da die Begegnung mit krebskranken Kindern für sie natürlich ungewohnt ist und sehr belastend sein kann. Bevor sie dort zum Einsatz kommen, werden daher ausführliche Gespräche mit ihnen geführt, um sie in die Problematik einzuführen. Diana war ein fröhliches und sehr patentes Mädchen, die bald bei allen Mitarbeitern, aber auch bei den Kindern und ihren Eltern sehr beliebt war. Nach einiger Zeit fiel jedoch auf, dass sie zunehmend stiller wurde und irgendwie ihren frischen Schwung verloren hatte. Ich sprach das im Team an und erfuhr, dass Diana die Freundin eines Mädchens gewesen war, das vor einiger Zeit auf unserer Station gestorben war. Eine der Schwestern wusste, dass sie sich ausgerechnet hier beworben hatte, weil die Mutter ihrer Freundin sich das gewünscht hatte. Mir gefiel die Sache gar nicht, und ich beschloss, mit Diana darüber zu sprechen.

Als ich die Station verlassen wollte, sah ich sie zufällig allein in der Küche und fragte sie, ob es stimme, dass sie ihr Jahr nur auf Wunsch der Mutter ihrer Freundin bei uns absolviere, was sie bejahte. Ich ging indirekt an die Sache heran, indem ich nicht sofort auf ihre offensichtliche Überforderung einging, sondern ganz allgemein darüber sprach, dass unsere Tätigkeit besonders schwer sein kann, wenn man gerade erst den Tod eines Freundes auf einer Krebsstation erlebt hat, und dass man sich dann schnell überfordert fühlt. Sie sah mich nachdenklich an und sagte: »So geht es mir wohl auch.« Ich erklärte ihr dann, dass ich das in ihrem Fall gut verstehen würde und das Gefühl hätte, sie verlange zu viel von sich, weil sie der Mutter ihrer Freundin einen Gefallen tun wolle. Und ich fügte hinzu, dass es keine Schande sei und kein Zeichen des Versagens, wenn sie die Sache bei uns abbrechen würde. Das würden sicher alle verstehen und wir könnten das auch der Mutter ihrer Freundin erklären. Der zeitliche Abstand zum Tod der Freundin sei nun einmal viel zu kurz. Ihre Erleichterung war sprichwörtlich mit den Händen zu greifen, und sie bedankte sich. Am nächsten Tag kam sie nicht mehr zum Dienst.

In diesem Fall waren wir aufmerksam genug, rechtzeitig zu erkennen, dass ein Mitglied des Teams ernsthafte Probleme hatte. Allerdings hätte Diana den Dienst gar nicht erst aufnehmen sollen. Aber die Mutter ihrer verstorbenen Freundin war bei den Schwestern sehr beliebt, und alle wollten ihr nach dem Verlust der Tochter eine Freude machen, eine Freude, die um ein Haar auf Kosten dieses jungen Menschen gegangen wäre, der der Bitte der Mutter ihrer Freundin nicht widerstehen konnte.

7. Protokolle

Ich habe viele Geschichten von Kindern und Jugendlichen erzählt, in denen ich auch wörtliche Zitate verwendet habe. Da ich meine Gespräche mit den Kindern nie aufgezeichnet habe und mir auch keine Notizen machte, habe ich aus dem Gedächtnis zitiert. Die Aussagen der Kinder haben sich mir tief eingeprägt; ich habe nichts erfunden und während meiner Zeit als Kinderarzt auch immer mal wieder eine Geschichte aufgeschrieben, sodass ich am Ende eine ganze Sammlung davon hatte.

Vor einigen Jahren habe ich in Providence an der Brown-University den dortigen Kinderonkologen Edwin N. Forman kennengelernt. Er befasst sich schon seit Langem mit ethischen Fragen in der Pädiatrie, so auch mit dem »Wie« der richtigen Betreuung von krebskranken Kindern und Jugendlichen. Zusammen mit der Philosophin Rosalind Ekman Ladd veranstaltete er über viele Jahre Ethikseminare für Medizinstudenten und veröffentlichte ein sehr lesenswertes Buch mit dem Titel *Ethical Dilemmas in Pediatrics*. Als wir uns kennenlernten, stellten wir sehr schnell fest, dass unsere Betreuungskonzepte für schwerkranke Kinder weitgehend übereinstimmen, und wir sind darüber Freunde geworden. Forman hat mit seinem Team ein Projekt ins Leben gerufen, in dessen Rahmen er Gespräche mit Kindern und Jugendlichen gefilmt hat. In den Gesprächen ging es unter anderem um die Frage, ob man immer die Wahrheit sagen soll. Das Projekt wurde mit der Zustimmung der Patienten, ihrer Eltern und der Teammitglieder durchgeführt, um mehr darüber zu erfahren und zu dokumentieren, wie Kinder ihre lebensbedrohliche Erkrankung erleben und wie sie sich ihre Behandlung vorstellen. Der Kameramann war so oft anwesend, dass er für die Teilnehmer zunehmend unsichtbar wurde. Die hier berichteten Gespräche sind nur ein kleiner Ausschnitt und in meiner Übersetzung der englischen Transkripte der Videoaufzeichnungen, die mir Ed Forman für dieses Buch zur Verfügung gestellt hat, wiedergegeben.

Ruth

Ruth ist ein zwölfjähriges Mädchen mit einem Knochentumor, der dazu geführt hat, dass ein Bein amputiert werden musste. Im ersten Teil des Videos spricht sie mit einer Psychologin darüber, welchen Einfluss ihre Krankheit auf sie und ihre Familie hat. Im zweiten Teil unterhält sich Ed Forman mit ihr in einem Untersuchungszimmer. Er will ihre Meinung zu zwei Problemen wissen: zum einen, ob er Flüssigkeit aus ihrem Brustkorb abziehen soll, und zum anderen, ob sie an die Beatmungsmaschine angeschlossen werden möchte, wenn die Entfernung der Flüssigkeit, die die Lunge zusammenpresst, nichts mehr nützt.

Gespräch I

R.: »Meine Mutter weint dauernd, und darum fühle ich mich so schuldig. Ich weiß nicht, aber ich fühle mich so schlecht, wenn ich meine Mutter weinen sehe. Ich weiß nicht, warum, denn es ist ja wirklich nicht meine Schuld, aber ich fühle mich so. Und dann sage ich mir, warum musste ich so krank werden, wo doch eigentlich alles ok war? Und dann glaubt sie, sie wäre schuld daran. Jeder ist auf einem Schuld-Trip. Oh Mann, was mache ich nur?

Meine Mutter, mein Vater, mein Bruder, jeder.« (Sie sagt das alles lachend.)

Psychologin: »Redest du mit ihnen über dieses Gefühl, sich schuldig zu fühlen?«

R.: »Nein, nicht viel. Ich rede nicht darüber. Ich mache eher Witze darüber, denn es ist so lustig.«

Psychologin: »Was machst du mit deiner Mutter, wenn sie so traurig ist?«

R.: »Ich gehe zu ihr und versuche sie zum Lachen zu bringen. Dann fühlt sie sich besser und küsst mich und so.«

Gespräch II

Ein Jahr später, Ruth sieht ausgezehrt aus.

Dr. F.: »Ich habe mir dein Röntgenbild angesehen, und wenn ich dich abhöre, höre ich das, was mir auch das Bild zeigt: In der linken Lungenspitze höre ich, wie die Luft sich hinein und heraus bewegt. Und auch über fast der gesamten rechten Lunge höre ich schöne Atemgeräusche und keine unangenehmen Nebengeräusche. Die Situation ist also nicht schlechter geworden, sie ist immer noch gleich. Aber es ist noch eine Menge Flüssigkeit drin, die verursacht deinen Hustenreiz, und dass du sitzend schlafen musst und all diese Probleme. Das ist die Situation im Moment.«

R.: »Das hätte ich dir gleich sagen können!«

Dr. F.: »Du bist mir normalerweise einen halben Schritt voraus oder vielleicht sogar einen ganzen Schritt.«

R.: »Ich lerne. Und so bin ich dir voraus, vielleicht sogar zwei oder drei Schritte.«

Dr. F.: »Mir voraus?«

R.: »Ja!«

Dr. F.: »Irgendwie bist du mir in der Tat voraus, auf irgendeine Weise. Wie bist du mir voraus?«

R.: »In allem!«

Dr. F.: »Nenne mir ein Beispiel.«

R.: »Ich weiß besser als du, was mit mir passiert.«

Dr. F.: »Es kann schon sein, dass du es vor uns wusstest.«

R.: »Ja.«

(Pause.)

Dr. F.: »Was geschieht zur Zeit?«

R.: »Bei mir?«

Dr. F.: »Ja.«

R.: »Es geht mir schlechter, na ja, jetzt nicht. Oder doch!«

Dr. F.: »Inwiefern? Was ist in den letzten zwei Wochen passiert, dass du denkst, es geht dir schlechter?«

R.: »Es geht mir einfach schlechter.« (Sie lacht.)

Dr. F.: »Fühlst du dich müder?«

R.: »Ja, ich werde ganz schnell müde. Allein wenn ich aufstehe und mich wieder hinsetze, werde ich müde. Und ich atme sehr schnell. Und ich habe Probleme mit dem Essen. Ich kann nicht essen.«

Dr. F.: »Hast du Schwierigkeiten mit dem Schlucken?«

R.: »Ja, da sind Knoten. Und das Essen bleibt stecken.«

Dr. F.: »Das klingt sehr unangenehm.«

R.: »Das weißt du nicht?«

Dr. F.: »Nein. Du hast mir das nicht erzählt.«

R.: »Es fiel mir gerade wieder ein.« (Sie hustet.)

Dr. F.: »Was denkst du, was wir tun sollten?«

R.: »Wofür?«

Dr. F.: »Hast du eine Idee, wie wir dir helfen könnten, dass du besser essen kannst?«

R.: »Das solltest du doch wissen!«

Dr. F.: »Kleine Bissen, die du sorgfältig kaust.«

R.: »Habe ich schon versucht.«

Dr. F.: »Viel Wasser trinken.«

R.: »Habe ich auch schon probiert.«

(Pause.)

»Das ist ein ganzer Schritt dir voraus!« (Sie lächelt.)

Dr. F.: »Mindestens. Es wird also schlechter. Möchtest du darüber reden? Hast du heute Nacht mit Dr. P. darüber gesprochen?«

R.: »Mhm. Er hat mich viele Sachen gefragt, zum Beispiel, ob ich an einen Respirator möchte, wenn es mir richtig schlecht geht.«

Dr. F.: »Ach ja?«

R.: »Ich habe nein gesagt, denn ich habe ihn gefragt, ob es dann besser wird, da hat er gesagt: Nein, und ich würde bewusstlos sein, und meine Familie würde mir zugucken, und das ist nicht gut, also habe ich Nein gesagt.«

Dr. F.: »Denkst du, dass es eher hart für dich ist, nein zu sagen, oder ist es hart für deine Familie?«

R.: »Wahrscheinlich für sie.«

Dr. F.: »Wenn wir keinen Respirator benutzen?«

R.: »Aber es ist schlimmer für sie, wenn ihr es tut, weil sie mich dann nur noch beobachten können.«

Dr. F.: »Du bist sehr klug.«

R.: »Ich weiß!«

Dr. F.: »Aber vielleicht wird es ja für deine Familie leichter, wenn wir jetzt darüber reden.«

R. (Zuckt mit den Schultern, als ob sie sich nicht sicher ist.)

Dr. F.: »Weil deine Familie dann weiß, dass dich niemand leiden lassen will, bloß weil wir diese Maschine haben.«

R.: »Das ist sowieso dumm«.

Dr. F. (Nickt. Nach einer Weile): »Aber im Moment machen wir so weiter.«

(Ruth hustet.)

Dr. F.: »Das Röntgenbild heute hat mir gefallen, weil es keine Veränderung gezeigt hat. Gefällt dir das auch? Ich möchte dich noch etwas anderes fragen.«

R.: »Es würde mir mehr gefallen, wenn es besser geworden wäre.«

Dr. F.: »Und wenn es schlechter gewesen wäre?«

R.: »Das würde mir weniger gefallen.« (Sie lächelt.)

Dr. F.: »Und wenn ich zu dir gesagt hätte, lass uns annehmen, es würde dir schlechter gehen, und ich würde dir sagen, dass ich dir mehr Schmerzmittel geben könnte oder die Flüssigkeit abziehen?«

R.: »Ich dachte sowieso, dass das passieren würde.«

Dr. F.: »Da ist nicht so viel Flüssigkeit drin. Aber was würdest du sagen? Würdest du sagen, ja, hole es heraus?«

R.: »Jaja, wenn es anhält.« (Sie scheint für sich zu rechnen.) »Über 16 Tage, dann ist es gut.«

Dr. F.: »Wo kommt die 16 her?«

R.: »Es ist 16 Tage her, seit du zum letzten Mal die Flüssigkeit entfernt hast. Früher waren es nur 4 Tage, und da habe ich gesagt, ich lasse es nicht mehr machen. Aber 16 ist ok.«

Dr. F.: »Ich verstehe dich. Wenn es jeden Tag sein muss, ist es die Sache nicht wert. Aber wenn wir erreichen können, dass es längere Intervalle gibt, dann ist es ok. Und es gibt da ein Medikament, das wir hineinspritzen können, um die Flüssigkeitsproduktion zu verlangsamen.«

R.: »Nein! Man hat mir gesagt, dass das wehtut. Also, wenn sie mir sagen, irgendetwas tut nicht weh, und es tut dann doch weh, dann kann ich mir vorstellen, wie weh es dann tut, wenn sie sagen, es tut weh.«

Dr. F.: »Es kann doch sein, dass manche Ärzte ehrlicher

sind als andere. Manche Ärzte werden sagen, wie sehr es wehtut, soweit sie es erklären können, und andere Ärzte sagen in der Tat, dass es nicht sehr wehtut.«

R.: »Wie kann ich diese beiden Ärzte voneinander unterscheiden?«

Dr. F.: »Ah, du hast ein gutes Auge, so, wie du mich ansiehst. Du solltest fragen: ›Ist das die Wahrheit? Erkläre es mir genau!‹ Und dann haben sie möglicherweise den Mut, die Wahrheit zu sagen. Ich verspreche dir, dass ich dir genau erklären werde, wie es sein wird, so gut wie ich es dir erklären kann. In Ordnung?«

R.: »Ich kenne dich und Dr. P.«

Dr. F.: »Dann werden wir beide diejenigen sein, die dir immer alles erklären werden. Die anderen Ärzte werden es auch versuchen, aber wenn du sie nicht kennst, werden wir es dir erklären.«

R.: »Ich weiß!«

Aussagen verschiedener Patienten

Es folgen einige Aussagen von Kindern und Jugendlichen, die in verschiedenen Gesprächen zu verschiedenen Zeiten mit Ärzten und auch untereinander gemacht wurden. Alle hier zitierten Patienten litten an therapieresistenten Krebserkrankungen und sind inzwischen verstorben.

Freddy (13 Jahre altes Mädchen, dessen Leukämie, an der sie mit fünf Jahren erkrankte, nicht mehr auf die Therapie anspricht): »Man möchte immer noch glauben, dass alles wieder gut wird!«

14-jähriger Junge: »Es macht irgendwie Angst, wenn man dem Sterben näherkommt. Wenn man nicht so dicht dran ist, kann man darüber ohne Angst reden, aber jetzt werde ich etwas nervös.«

John (14 Jahre alt): »Natürlich wünsche ich mir, dass ich länger leben könnte, wenn ich diese Krankheit nicht hätte, oder wenn ich nicht dauernd krank wäre. Aber ich wäre lieber tot, wenn ich dauernd schrecklich krank wäre.«

Psychologin: »Mit anderen Worten, du sagst, du würdest den Tod willkommen heißen?«

John: »Ja. Er ist nicht etwas, von dem ich nicht möchte, dass es mir passiert, wenn ich schrecklich krank bin.«

Freddy: »Meine Freunde würden sagen, oh ja, natürlich wirst du leben. Aber sie wissen gar nichts darüber. Sie wissen nur das, woran sie glauben wollen. Und über die Ärzte sagen sie, dass die wahrscheinlich sagen, du wirst schon in Ordnung kommen. Aber man sagt ja auch nicht einem Patienten, dass er sterben muss.«

Ruth (14 Jahre): »Sie haben es mir gesagt. (Dass sie sterben muss.) Ich mag die Wahrheit nicht, aber ich möchte die Wahrheit wissen. Wenn sie gut ist, bin ich glücklich, aber wenn sie schlecht ist, möchte ich sie nicht hören. Aber gleichzeitig möchte ich sie auch hören.«

Ben (16 Jahre alt): »Ein Kind anzulügen, ist das Schlimmste, was man ihm antun kann. Denn wenn es das herausfindet, wird es über zwei Dinge entsetzt sein – dass es sterben muss und dass es belogen wurde.«

Junger Mann (18 Jahre alt): »Was immer dir die Ärzte auch erzählen können, es kann eine schlimme Nachricht sein. Aber es wäre noch schlimmer, wenn sie dir nichts erzählen würden.«

Freddy (zu einem anderen Patienten): »Ich weiß, wenn die Dinge schlecht werden. Dann sagen die Ärzte so etwas wie ›da, da, da‹ und nichts weiter, wo sie sonst normalerweise reden. Und wenn sie keine Antwort für dich haben, dann weißt du genau, dass irgendetwas schlecht läuft.«

Psychologin zu Harry (14 Jahre alt): »Also, die Eltern überlegen, was sie zu ihrem Kind sagen sollen, wenn es sie fragt, ob es sterben muss.«

Harry: »Belügt es nicht. Sagt ihm die Wahrheit! Man möchte nicht etwas anderes erzählt bekommen.«

Psychologin: »Gilt dasselbe auch für die Ärzte? Sollen die Ärzte die Wahrheit sagen?«

Harry (ganz ernst): »Ja.«

Psychologin: »Immer?«

Harry (nach einigem Nachdenken): »Ja!« (Dann lächelt er.)

Als ich die Videos zum ersten Mal sah, war ich tief beeindruckt und gerührt. Dasselbe geschah mir wieder, als ich die Transkripte übersetzte und mir dabei die Aufnahmen noch einmal anschaute. Die verbalen Zeugnisse der Kinder und Jugendlichen unterstützen auf eindrucksvolle Weise die Botschaft dieses Buches, nämlich niemals zu lügen und immer die Wahrheit zu sagen. Eine Kommentierung dieser Zitate ist nicht nötig, sie sprechen für sich selbst.

8. Schlusswort

Als junger Arzt habe ich sehr darunter gelitten, dass wir den kranken Kindern etwas vorlügen mussten und dass immer wieder Kinder schweigsam starben. Als ich dann von einigen Kindern und Jugendlichen gelernt hatte, dass ihnen ihre Situation weitgehend klar ist, sie aber mit niemandem darüber reden können, habe ich eines Tages mein Verhalten grundsätzlich geändert. Wenn sich dadurch auch meine Tätigkeit als Arzt nicht grundsätzlich veränderte, so wurde doch der Umgang mit unseren Patienten viel einfacher. Vielen Menschen, besonders natürlich Eltern von schwerkranken Kindern, aber auch Mitgliedern der verschiedenen Berufsgruppen, die derartige Kinder und Jugendliche betreuen, fällt eine solche Offenheit, wie ich sie hier geschildert habe, schwer, was auch nicht verwunderlich ist. Mithilfe der Aussagen und Geschichten der Kinder möchte ich allen mit diesem Buch Mut machen, sich einem derartigen Vorgehen zu stellen. Sie werden erleben, dass die Interaktion mit den betroffenen Kindern dadurch sehr viel intensiver werden kann und sie selber dadurch sehr viel gewinnen. Die Kinder verstehen auch, dass es die Zurückbleibenden bei einem Abschied oft schwerer haben als die Reisenden. Aber durch die offene Auseinandersetzung mit den schwerkranken und sterbenden Kindern kann der Abschied eine Kraft entwickeln, die vor allem für die Eltern den Verlust ertragbarer machen kann. Aber es geht ja nicht nur um das Sterben, sondern auch um die Bewältigung zahlreicher mit der schweren Erkrankung verbundenen Probleme und Konflikte. Das Buch soll den Betroffenen dabei helfen, damit umzugehen und sie zu bewältigen. Ich wäre glücklich, wenn mir das ein wenig gelungen ist, indem ich versucht habe, das Vermächtnis der gestorbenen und die Botschaften der überlebenden Kinder und Jugendlichen weiterzugeben, die die Eltern mir anvertraut haben. Über mehr als zwei Jahrzehnte kam es immer wieder zu Begegnungen mit Kindern, von denen ich durch den offenen Dialog ihr Vertrauen und ihre Freundschaft geschenkt bekam. So ist dieses Buch auch ein Dank an all diejenigen, von denen ich lernen durfte, was die schwere Krankheit für sie bedeutete. Noch heute begleiten mich viele schöne, aber auch schmerzliche Erinnerungen an sie, jedoch überwiegen die schönen Erinnerungen bei weitem.

Mancher Leser wird bestimmte Aspekte oder Probleme vermissen. Ich habe all die Dinge eingeschlossen, die mir im Laufe meiner Berufstätigkeit besonders wichtig erschienen, und so ist es ein sehr persönliches Buch geworden. Natürlich bin ich für zukünftige Diskussionen und Kritik dankbar. Das Thema Palliativmedizin habe ich bewusst nicht aufgenommen. Hierüber gibt es, inzwischen auch in Deutschland, hervorragende Publikationen. Die wesentliche Basis einer palliativen Betreuung ist das Konzept des offenen Umgangs mit der Wahrheit oder der »Open Awareness« (Glaser u. Strauss 1965; vgl. Kap. 2 dieses Buches), das ich – möglicherweise falsch – als »Offenes Wissen« übersetzt habe. Laut Lexikon wird »awareness« eher mit Kenntnis oder Bewusstsein übersetzt. Mir schien aber das gemeinsame Wissen zwischen Arzt und Patient das Entscheidende an diesem Konzept zu sein. Die Forderung, selbst einen Sterbenden niemals zu belügen, ist wahrscheinlich die wichtigste Grundlage für den Umgang mit den jungen Menschen, die uns Kinderärzten anvertraut werden. Die Aussage des

16-jährigen Ben fasst die Botschaft dieses Buches in wenigen Worten zusammen:

»Ein Kind anzulügen, ist das Schlimmste, was man ihm antun kann. Denn wenn es das herausfindet, wird es über zwei Dinge entsetzt sein – dass es sterben muss und dass es belogen wurde.«

9. Literatur

Ariès, Philippe: *Geschichte des Todes*. München 1980

Beale, Estela A./Baile, Walter F./Aaron, Joann: »*Silence is not Golden: Communicating with Children Dying from Cancer.*« In: Journal of Clinical Oncology 23 (2005). S. 3629-3631

Bernard, Jean/Alby, Jean M.: »*Problèmes Psychologiques Posés par la Leucémie Aigue de L'Enfant.*« In: Courrier 6 (1956). S. 135-142

Binding, Karl/Hoche, Alfred: *Die Freigabe der Vernichtung lebensunwerten Lebens*. Leipzig 1920

Bluebond-Langner, Myra: *The Private Worlds of Dying Children.* Princeton 1978

Bluebond-Langner, Myra: *In the Shadow of Illness: Parents and Siblings of the Chronically Ill Child*. Princeton 1996

Freud, Anna/Bergmann, Thesi: *Kranke Kinder. Ein psychoanalytischer Beitrag zu ihrem Verständnis*. Frankfurt 1972

Freud, Sigmund: *Die Traumdeutung*. Frankfurt 1972. Erstausgabe Leipzig, Wien 1900

Glaser, Barney G./Strauss, Anselm L.: *Awareness of Dying*. New York 1965

Goldman, Ann/Christie, Deborah: »*Children with Cancer Talk about Their Own Death with Their Families.*« In: Pediatric Hematology and Oncology 10 (1993). S. 223-331

Halpern, Jodi: *From Detached Concern to Empathy: Humanizing Medical Practice*. New York 2001

Hurwitz, Craig A./Duncan, Janat/Wolfe, Joanne: »*Caring for the Child With Cancer at the Close of Life: ›There Are People Who Make it, and I'm Hoping I'm One of Them‹.*« In: The Journal of the American Medical Association 292 (2004). S. 2141-2149

Jay, Susan u. a.: »*Differences in Death Concepts Between Children With Cancer and Physically Healthy Children.*« In: Journal of Clinical Child Psychology 16 (1987). S. 301-306

Jens, Walter/Küng, Hans: *Menschenwürdig sterben. Ein Plädoyer für Selbstverantwortung*. München 1995

Kastenbaum, Robert/Costa, Paul T.: »*Psychological Perspectives on Death.*« In: Annual Review of Psychology 28 (1977). S. 225-249

Kreicbergs, Ulrika u. a.: »*Talking about Death with Children Who Have Severe Malignant Disease.*« In: New England Journal of Medicine 351 (2004). S. 1175-1186
Kreicbergs, Ulrika u. a.: »*Talking about Death with Dying Children.*« In: New England Journal of Medicine 352 (2005). S. 92
Lantos, John D.: »*Should We Always Tell Children the Truth?*« In: Perspectives in Biology and Medicine 40 (1996). S. 78-92
Lown, Bernard: *Die verlorene Kunst des Heilens. Anleitung zum Umdenken.* Stuttgart 2002
Mitscherlich, Alexander/Mielke, Fred: *Medizin ohne Menschlichkeit.* Frankfurt 1962
Niethammer, Dietrich: *Das sprachlose Kind.* Stuttgart 2008
Nitschke, Ruprecht u. a.: »*The Final-Stage Conference: The Patient's on Research Drugs in Pediatric Oncology.*« In: Journal of Pediatric Psychology 2 (1977). S. 58-64
Nitschke, Ruprecht u. a.: »*Psychische Betreuung chronisch erkrankter Kinder mit progressivem Krankheitsverlauf.*« In: Monatsschrift für Kinderheilkunde 133 (1985). S. 374-378
Nitschke, Ruprecht u. a.: »*Care of Terminally Ill Children with Cancer.*« Medical and Pediatric Oncology 34 (2000). S. 268-270
Nitschke, Ruprecht u. a.: »*When the Tumor Is Not the Target. Tell the Children.*« In: Journal of Clinical Oncology 19 (2001). S. 595-596
Piaget, Jean: *Sprechen und Denken des Kindes.* Düsseldorf 1953
Piaget, Jean: *Das Weltbild des Kindes.* Stuttgart 1972
Raimbault, Ginette: *L'enfant et la Mort. Des Enfants Malades Parlent de la Mort: Problèmes de la Clinique du Deuil.* Toulouse 1977
Raimbault, Ginette: *Kinder sprechen vom Tod. Klinische Probleme der Trauer.* Frankfurt 1980
Richmond, Julius B./Waisman, Harry A.: »*Psychological Aspects of Management of Children with Malignant Diseases.*« In: American Journal of Diseases of Children 89 (1955). S. 47
Siebeck, Richard: *Medizin in Bewegung – Klinische Erkenntnisse und ärztliche Aufgaben.* Stuttgart 1949
Stambrook, M./Parker, Kevin C.: »*The Development of the Concept of Death in Childhood: A Review of the Literature.*« In: Merrill-Palmer Quarterly 33 (1987). S. 133-157

Vernick, Joel/Karon, Myron: »*Who's Afraid of Death On a Leukemia Ward?*« In: American Journal of Diseases of Children 109 (1965). S. 393-397

von Weizsäcker, Viktor: *Natur und Geist. Erinnerungen eines Arztes*. Göttingen 1954

Wolfe, Lawrence: »*Should Parents Speak with a Dying Child about Impending Death?*« In: New England Journal of Medicine 351 (2004). S. 1251-1253

Wolff, Georg: »*Warum schweigen die krebskranken Kinder?*« In: Klinische Pädiatrie 190 (1978). S. 287-292

Wunnerlich, Annemarie: *Zur Psychologie der ausweglosen Situation*. Bern 1972